Best of Pflege

Mit „Best of Pflege" zeichnet Springer die besten Masterarbeiten und Dissertationen aus dem Bereich Pflege aus. Inhalte aus den etablierten Bereichen der Pflegewissenschaft, Pflegepädagogik, Pflegemanagement oder aus neuen Studienfeldern wie Health Care oder Ambient Assisted Living finden hier eine geeignete Plattform. Die mit Bestnote ausgezeichneten Arbeiten wurden durch Gutachter empfohlen und behandeln aktuelle Themen rund um den Bereich Pflege.
Die Reihe wendet sich an Praktiker und Wissenschaftler gleichermaßen und soll insbesondere auch Nachwuchswissenschaftlern Orientierung geben.

Weitere Bände in der Reihe http://www.springer.com/series/13848

Janine Müller

Sterben und Tod als Lerngegenstand in der Gesundheits- und Krankenpflegeausbildung

Eine empirische Untersuchung

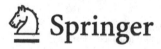 Springer

Janine Müller
Dresden, Deutschland

Best of Pflege
ISBN 978-3-658-20361-0   ISBN 978-3-658-20362-7   (eBook)
https://doi.org/10.1007/978-3-658-20362-7

Die Deutsche Nationalbibliothek verzeichnet diese Publikation in der Deutschen National-
bibliografie; detaillierte bibliografische Daten sind im Internet über http://dnb.d-nb.de abrufbar.

Gedruckt auf säurefreiem und chlorfrei gebleichtem Papier

Springer ist Teil von Springer Nature
Die eingetragene Gesellschaft ist Springer Fachmedien Wiesbaden GmbH
Die Anschrift der Gesellschaft ist: Abraham-Lincoln-Str. 46, 65189 Wiesbaden, Germany

Vorwort

„Eine Entdeckungsreise besteht nicht darin, nach neuen Landschaften zu suchen, sondern neue Augen zu bekommen." *(Marcel Proust)*

An dieser Stelle möchte ich mich bei all denjenigen bedanken, die mich auf meiner Entdeckungsreise während meines Studiums und bei der Anfertigung dieser Masterarbeit unterstützten und dazu beitrugen neue Perspektiven einzunehmen.

Zuerst gebührt mein Dank Frau Prof. Dr. Ertl-Schmuck sowie Herrn Prof. Dr. Hanses für die wissenschaftliche Betreuung meiner Arbeit. Ihre hilfreichen Anregungen und die konstruktive Kritik haben maßgeblich zum Entstehen und Gelingen der vorliegenden Arbeit beigetragen.

Mein ausdrücklicher Dank gebührt allen TeilnehmerInnen meiner Befragung, ohne deren Zeit, Interesse und Offenheit hätte diese Arbeit nicht entstehen können. Des Weiteren danke ich den Verantwortlichen der Berufsfachschule und der Klinik, die mir den Zugang zu ihnen ermöglichten, Unterrichtszeit opferten und mir die Räumlichkeiten für die Interviews zur Verfügung stellten.

Ein großes Dankeschön gebührt den engagierten Korrekturleserinnen, die sich bereit erklärten meine Arbeit kritisch gegenzulesen.

Von ganzen Herzen danke ich meiner Freundin und Wegbegleiterin Franziska Speer, die in vielen Gesprächen meine Überlegungen teilte und gemeinsam mit mir diesen Weg bestritt.

Nicht zuletzt danke ich meiner Familie für ihren Rückhalt und ihre aufmunternden Worte in schwereren Zeiten.

Mein besonderer Dank gilt meinem Partner Martin Biele, der mir während des gesamten Studiums motivierend zur Seite stand und mir in den langen Stunden um Schreibtisch den Rücken freihielt.

Janine Müller

Inhaltsverzeichnis

Abkürzungsverzeichnis

DBfK	Deutscher Berufsverband für Pflegeberufe
DGB	Deutsche Gesellschaft für Palliativmedizin
DHPV	Deutscher Hospiz- und PalliativVerband
KrPflG	Krankenpflegegesetz
KrPflAPrV	Ausbildungs- und Prüfungsverordnung für die Berufe in der Krankenpflege
PABiS	Pflegeausbildungsstudie Deutschland
SAPV	Spezialisierte ambulante Palliativversorgung
SächsGfbWBVO	Weiterbildungsverordnung Gesundheitsfachberufe
SLUB	Sächsische Landesbibliothek – Staats- und Universitätsbibliothek Dresden
StGB	Strafgesetzbuch
WHO	Weltgesundheitsorganisation
ZQP	Zentrum für Qualität in der Pflege

Darstellungsverzeichnis

Abstract

Einen sterbenden oder toten Menschen zu begleiten, stellt infolge des Anstiegs der durchschnittlichen Lebenserwartung der Bevölkerung und der Institutionalisierung des Sterbens keine selbstverständliche Lebenserfahrung mehr dar, sodass SchülerInnen der Gesundheits- und Krankenpflege ihre ersten Erfahrungen mit toten und sterbenden Menschen zum Großteil erst während ihrer Berufsausbildung sammeln. Trotz des wachsenden Bedarfes und der Erwartung, dass Pflegekräfte Sterbende und ihre Angehörigen professionell begleiten können, wird dem Thema „Sterben und Tod" nur ungenügend Aufmerksamkeit im Rahmen der theoretischen und praktischen Gesundheits- und Krankenpflegeausbildung zuteil.

Das zentrale Anliegen der vorliegenden Arbeit ist es, die subjektiven Erfahrungen von Auszubildenden bei der pflegerischen Versorgung von sterbenden und toten Menschen im Rahmen der praktischen Gesundheits- und Krankenpflegeausbildung mehrperspektivisch zu erfassen. Basierend auf diesen Erkenntnissen werden entsprechende Handlungsempfehlungen für die theoretische und praktische Gesundheits- und Krankenpflegeausbildung abgeleitet. Zur Erhebung der Daten wurden jeweils vier leitfadengestützte episodische Interviews mit Auszubildenden des dritten Ausbildungsjahres der Gesundheits- und Krankenpflege und PraxisanleiterInnen einer Palliativstation geführt. Die Auswertung der Daten erfolgte mittels des offenen Kodierens, dem ersten Analyseschritt der Grounded Theory nach Strauss und Corbin.

Die Ergebnisse zeigen, dass die Lernenden im Rahmen der praktischen Ausbildung überwiegend unvorbereitet erstmalig in ihrem Leben direkt mit einem sterbenden oder toten Menschen konfrontiert werden. Dies geht mit innerer Aufregung einher und führt zu Gefühlen von Überforderung, Hilflosigkeit und Trauer. Das Alter und die Beziehung zum Patienten sowie die verbleibende Zeit bis zu seinem Tod üben einen Einfluss auf das Erleben der Erfahrung aus. Als stärkster Belastungsfaktor wird das Miterleben von emotionalen Verlust- und Trauerreaktionen der Angehörigen der Sterbenden oder Verstorbenen identifiziert. Dies löst bei den Lernenden Mitleid aus und führt zur Kontaktvermeidung und Distanzierung. Die Reaktion auf den Tod eines Patienten ähnelt einem schockähnlichen Zustand, bei dem das innere Erleben verborgen bleibt. Sie bewältigen die Situation indem sie sich emotional distanzieren und den kommunikativen Austausch mit anderen Pflegekräften, Freunden oder der Familie suchen.

Die Konfrontation mit sterbenden und toten Menschen stellt eine bedeutende Erfahrung für die Auszubildenden dar, deren Erleben vor allem durch PraxisanleiterInnen und alle an der Betreuung von Auszubildenden beteiligten Pflegekräfte mitgestaltet wird.

1 Einleitung

1.1 Problemstellung und Relevanz der Arbeit

„Wie sieht ein toter Mensch aus? Wie fühlt er sich an? Wie werde ich reagieren, wenn ich meinen ersten toten Patienten auffinde? Diese Fragen beschäftigten mich zu Beginn meiner Ausbildung als Gesundheits- und Krankenpflegerin. Bereits in meinem ersten praktischen Einsatz auf einer internistischen Station bekam ich eine Antwort. Wie jeden Tag sollte ich bei einer älteren Patientin Blutdruck messen. Ich ging vor, so wie ich es gelernt hatte, aber ich konnte keinen Wert ermitteln. Die Patientin war bereits tot und ich hatte es nicht erkannt. Sie sah aus, als würde sie schlafen und sie war auch noch ganz warm. Geschockt von meiner Unwissenheit, schob ich die Tote auf Anweisung mit einer Pflegekraft in das Stationsbad. Damit endete meine erste Konfrontation mit dem Tod. Diese und weitere Erfahrungen, die ich mit sterbenden und toten Patienten im Rahmen meiner praktischen Ausbildung gesammelt habe, sind bis zum heutigen Tag fest in meinem Gedächtnis verankert. Die Bilder und Emotionen sind noch präsenter, als alle Erfahrungen, die ich als examinierte Pflegekraft auf einer Palliativstation gesammelt habe. Sie begleiten mich noch immer und haben mich geprägt, sodass sie einen besonderen Einfluss auf meinen weiteren beruflichen Werdegang ausgeübt haben.

In deutschen Krankenhäusern sterben jährlich über 403 000 Menschen, demzufolge stellt das Krankenhaus mit über 46 %, den relevantesten Sterbeort der deutschen Bevölkerung dar (vgl. Statistisches Bundesamt 2015, S. 6). „Sterben im Krankenhaus steht seither für einsames Sterben, ohne Zuspruch und Anteilnahme." (Göckenjan 2008, S. 10). Die Herausforderung besteht darin, Wirtschaftlichkeit und Humanität im Bereich von Sterben und Tod miteinander zu vereinen und eine Abschiedskultur an der Institution Krankenhaus zu etablieren. Dies gelingt nur, wenn die individuelle Lebensbegleitung von Sterbenden und ihren Angehörigen zum beruflichen Selbstverständnis und der Grundhaltung der Mitarbeiter gehört (vgl. Griegoleit 2012, S. 214). Dabei sind Gesundheits- und KrankenpflegerInnen diejenigen, die die meiste Zeit mit der Betreuung und direkten Pflege von Sterbenden und deren Angehörigen verbringen. Sie gelten als zentrale Figuren, um Belastungen und Leid für die Sterbenden zu verringern und deren Lebensqualität zu verbessern (vgl. Ek et al. 2014, S. 509). Von ihnen wird in besonderer Weise erwartet, dass sie die Betroffenen und deren Familien professionell begleiten können (vgl. Deutsche Gesellschaft für Palliativmedizin e. V. et al. 2015, S.15). Diese bedeutende Verantwortung impliziert, dass bereits Auszubildende der

Gesundheits- und Krankenpflege adäquat auf die Versorgung von sterbenden und toten Patienten vorbereitet werden müssen.

Dabei gilt es zu beachten, dass das Erleben von sterbenden und toten Menschen heutzutage keine selbstverständliche Lebenserfahrung mehr darstellt (vgl. Aulbert 2012, S. 1037). Mit dem Fortschreiten der modernen Medizin steigt die durchschnittliche Lebenserwartung der Bevölkerung deutlich an, was ein Sinken der Sterblichkeit im höheren Alter zur Folge hat (vgl. Statistisches Bundesamt 2016, S. 23). Dies impliziert, dass innerhalb sozialer und familiärer Strukturen viele Jahre vergehen, ohne dass ein Angehöriger verstirbt (vgl. Aulbert 2012, S. 1037). Des Weiteren wurde das Sterben immer mehr aus den familiären Zusammenhängen gelöst und in institutionelle Pflegeeinrichtungen verlagert (vgl. Deutsche Gesellschaft für Palliativmedizin e. V. et al. 2010. S. 8). Folglich sind junge Menschen zu Beginn ihrer Gesundheits- und Krankenpflegeausbildung noch nicht mit Sterbenden oder Toten in Berührung gekommen (vgl. Halbmayr-Kubicsek 2015, S. 596; Ek et al. 2014, S. 510), sodass sie ihre ersten Erfahrungen häufig im Rahmen ihrer Berufsausbildung sammeln (vgl. Anderson et al. 2015, S. 697; Kent et al. 2012, S. 2162). Diese Erfahrung wird von Auszubildenden als besonders einprägsam und bedeutend wahrgenommen und hinterlässt einen bleibenden Eindruck (vgl. Anderson et al. 2015, S. 698; Edo-Gual et al. 2014, S. 354.). Gefühle von Hilflosigkeit, Angst und Überforderung begleiten die Auszubildenden vor und während ihrer Erfahrungen mit sterbenden und toten Patienten (vgl. Gallagher et al. 2014, S. 4; Anderson et al. 2015, S. 702; Halbmayr-Kubicsek 2015, S. 600). Demzufolge stehen Lehrende in Theorie und Praxis in der Verantwortung Auszubildende sensibel auf den Kontakt mit sterbenden und toten Menschen vorzubereiten.

Allerdings werden die Begriffe Sterben und Tod in den Ausbildungsgrundlagen, dem Krankenpflegegesetz (KrPflG) und in der dazugehörigen Ausbildungs- und Prüfungsverordnung für die Berufe in der Krankenpflege (KrPflAPrV), vergeblich gesucht. Zudem ist die Pflegeausbildung nicht in das duale Ausbildungssystem oder das staatliche Schulsystem integriert. Demzufolge findet das Berufsbildungsgesetz keine Anwendung und es obliegt der Hoheit der Länder die Rahmencurricula festzulegen. Die genauen inhaltlichen Vorgaben werden somit von den verantwortlichen Ministerien der Bundesländer konkretisiert (vgl. Steffen/Löffert 2010, S. 3), sodass ein breiter Ermessensspielraum zu Inhalten und zeitlicher Ausführung besteht. Eine Analyse des Rahmenlehrplanes von Sachsen, dem Bundesland in dem die empirische Erhebung stattfand, offenbarte keinerlei inhaltliche oder zeitliche Orientierungsvorgaben für Lehrende. Lediglich die einfühlsame Begleitung von Sterbenden sowie die postmortale Pflege werden als konkrete Lernziele benannt (vgl. Sächsisches Staatsministerium für Kultus 2005, S. 20). Im Vergleich dazu führt Nordrhein-Westfalen explizit detaillierte Lerneinheiten und

Zeitempfehlungen zum Thema Sterben und Tod an (vgl. Ministerium für Gesundheit, Soziales, Frauen und Familie des Landes Nordrhein-Westfalen 2003, S. 58). Jedoch ernüchtert die Stundenempfehlungen von 24 Unterrichtsstunden im Rahmen der gesamten Ausbildung. Bei 2 100 Stunden für den gesamten theoretischen und praktischen Unterrricht, umfasst das Thema lediglich 1,14 % der theoretischen Ausbildung (vgl. Ministerium für Gesundheit, Soziales, Frauen und Familie des Landes Nordrhein-Westfalen 2003, S. 9; 58f.). Eine Umsetzung der Inhalte mit entsprechender pädagogischer Begleitung und Tiefe im Rahmen der genannten Zeitempfehlung muss als unrealistisch eruiert werden (vgl. Griegoleit 2012, S. 138f.). Folglich verwundert es nicht, dass sich eine Vielzahl Pflegender im Rahmen ihrer Ausbildung nur ungenügend auf die Pflege von Sterbenden vorbereitet fühlt (vgl. George 2014, S. 172; Anderson et al. 2015, S. 700). Zudem befürchten Lernende, dass keine ausreichende Betreuung durch PraxisanleiterInnen in praktischen Einsätzen stattfindet, damit sie die für den Beruf notwendige Handlungskompetenz erlernen (vgl. Demal et al. 2013, S. 40). Der Deutsche Berufsverband für Pflegeberufe (DBfK) merkt ergänzend an, dass „Lernen [...] in der Praxis häufig dem Zufall überlassen [wird]." (DBfK 2014; Auslassung und Anpassung J.M). Diese Tatsache unterstreicht die Relevanz der vorliegenden Arbeit. Im Gegensatz dazu trägt eine qualitativ hochwertige Praxisanleitung dafür Sorge, dass Lernende nach ihrer Ausbildung professionell und hochqualifiziert handeln und durch ihr Ausbildungsniveau einen entscheidenden Einfluss auf die Qualität im Gesundheits-wesen ausüben (vgl. ebd.).

Zusammenfassend verdeutlichen die vorliegenden Ausführungen, dass Lernende unvorbereitet mit der Endlichkeit des Lebens konfrontiert werden und dem Thema „Sterben und Tod", trotz wachsenden Bedarfes, nur ungenügend Aufmerksamkeit im Rahmen der theoretischen und praktischen Gesundheits- und Krankenpflegeausbildung zuteilwird.

1.2 Zielsetzung und Fragestellung

Das Ziel dieser Arbeit ist es, die subjektiven Erfahrungen von Auszubildenden bei der pflegerischen Versorgung von sterbenden und toten Menschen[1] im Rahmen der prakti-

---

[1]Sterben und Tod sind im Rahmen des Alterungsprozesses, dem jedes Lebewesen von Geburt an unterworfen ist, untrennbar mit dem menschlichen Leben verbunden (vgl. Oehmichen 2008, S. 15). Nach gegenwärtiger Rechtslage besteht aufgrund der Komplexität und der vielen Ein-flüsse keine einheitliche Definition für die Begriffe Sterben und Tod (vgl. Higgins 2013a, S. 22), sodass die Begriffe häufig gleichgesetzt oder verwechselt werden (vgl. Wittkowski 2011, S. 31). Die Autorin dieser Arbeit legt das Begriffsverständnis zu Grunde, dass das Sterben einen Pro-zess darstellt, der die letzte kurze verbleibende Lebensphase kennzeichnet, „in der die Lebens-funktionen eines Individuums unumkehrbar zu einem Ende kommen." (Groß et al. 2010, S. 20). Dies kann plötzlich oder allmählich infolge des Versagens von lebenswichtigen Organsystemen

schen Gesundheits- und Krankenpflegeausbildung mehrperspektivisch zu erfassen.
Basierend auf diesen Erkenntnissen soll der Bedarf zur Weiterentwicklung im Rahmen
der pflegerischen Ausbildung aufgezeigt werden und entsprechende Handlungsempfehlungen für die theoretische und praktische Gesundheits- und Krankenpflegeausbildung ausgesprochen werden, die den Bedürfnissen der Lernenden gerecht werden.
Aus diesen Zielformulierungen ergibt sich folgende zentrale Fragestellung:

*„Wie erleben SchülerInnen und PraxisanleiterInnen die pflegerische Versorgung von
sterbenden und toten Menschen im Rahmen der praktischen Gesundheits- und
Krankenpflegeausbildung?"*

Weitere erkenntnisleitende Fragen werden wie folgt formuliert:

> ➢ *Welche Faktoren belasten Auszubildende in der pflegerischen Versorgung von
> sterbenden und toten Menschen?*
> ➢ *Welche Bewältigungsstrategien nutzen Lernende beim Umgang mit sterbenden
> und toten Patienten?*
> ➢ *Wie können Auszubildende bei der pflegerischen Versorgung von Sterbenden
> und Toten in der praktischen Ausbildung unterstützt werden?*
> ➢ *Wie erleben die PraxisanleiterInnen von Palliativstationen die Begleitung von
> SchülerInnen bei der pflegerischen Versorgung von sterbenden und toten
> Menschen?*

1.3 Methodisches Vorgehen und Aufbau der Arbeit

Um die Forschungsfrage umfassend zu beantworten und die angeführten Ziele zu realisieren, ging der Erarbeitung eine tiefgehende Literatur- und Datenbankrecherche voraus. Diese stellte den ersten Schritt im wissenschaftlichen Arbeitsprozess dar, sodass
bereits in Vorbereitung dieses Forschungsvorhabens im November 2015, in der Phase
der Themenspezifizierung, erste Recherchen durchgeführt wurden. Nach der Präzisie-
rung der Forschungsfrage, schloss sich zwischen Januar und März 2016 die zielgerichtete und ausführliche Literatur- und Datenbankrecherche an. Ausgehend vom Thema
wurden die zentralen Begriffe sowie mögliche Synonyme in die englische Sprache
übersetzt und mit Hilfe der Sächsischen Landesbibliothek – Staats - und Universitäts-
bibliothek Dresden (SLUB) recherchiert. Ein Überblick über die verwendeten Suchbe-

---

vonstattengehen. Der Tod kennzeichnet dabei das Ende des Sterbeprozesses, mit dem unum-
kehrbaren Untergang aller Organ- und Zellfunktionen (vgl. ebd., S. 21; Kränzle/May 2014b, S.
29).

griffe liegt den Anlagen bei (vgl. Anlage 1). Die in Frage kommende Literatur wurde vor Ort auf ihre Tauglichkeit und Relevanz geprüft. Zudem erfolgte eine umfassende Suche in den medizinischen Fachdatenbanken CINAHL, PUBMED, MEDLINE und WISE, wo die entsprechenden Suchbegriffe in unterschiedlichen Kombinationen mit den Booleschen Operatoren „AND" oder „OR" verknüpft und mit dem Trunkierungszeichen „*" in die Suchmaske der Datenbank eingegeben wurden. Zudem erfolgte eine weitere Recherche in den Archiven der Fachzeitschriften „PADUA" und „Pflegewissenschaft". Weitere nützliche Quellen stellten die Thieme E-Book Library, Springer E-Books Medizin und Elsevier Science Direct dar. Diese Online-Datenbanken ermöglichten neben dem Zugriff auf E-Books aus dem Bereich Pflege und Pädagogik auch den Zugriff auf Fachartikel und Aufsätze aus Sammelbänden. Zusätzlich wurde mit Hilfe der gefundenen Literatur das Schneeballprinzip angewandt, sodass weitere Bücher und Artikel aus Fachzeitschriften über Fernleihe und den Dokumentenlieferdienst Subito organisiert wurden. Um die Aktualität der Ergebnisse zu gewährleisten, wurde der Recherchezeitraum auf die letzten zehn Jahre begrenzt, sodass nur Publikationen eingeschlossen wurden, die diesem Kriterium entsprachen. Einige Ausnahmen finden sich in der Grundlagenliteratur, die die Autorin dieser Arbeit trotz ihres länger zurückliegenden Veröffentlichungsdatums dennoch als aktuell gültig und zitierfähig erachtet, da sich auch neueste Publikationen auf diese beziehen. Des Weiteren wurden nur Studien in die Suche eingeschlossen, welche das Erleben von Sterben und Tod bei Lernenden der Gesundheits- und Krankenpflege im stationären Setting berücksichtigen und in englischer oder deutscher Sprache zugänglich waren. Zudem wurden jene Publikationen nicht berücksichtigt, welche sich auf den Tod von Kindern[2] beziehen. Die kritische Beurteilung der Qualität der Studien erfolgte auf Grundlage der Gütekriterien der quantitativen und qualitativen Forschung nach Mayer (2015) (vgl. Mayer 2015, S. 381-386). Wie Auszubildende der Gesundheits- und Krankenpflege die pflegerische Versorgung von sterbenden und toten Patienten im Rahmen der praktischen Ausbildung erleben, kann letztendlich nur durch die Auszubildenden selbst und die sie begleitenden PraxisanleiterInnen beantwortet werden. Aufgrund dessen erfolgte im empirischen Teil dieser Arbeit eine qualitative Untersuchung, bei der jeweils vier episodische leitfadenorientierte Interviews mit Auszubildenden der Gesundheits- und Krankenpflege und PraxisanleiterInnen einer Palliativstation durchgeführt wurden. Das gewonnene Datenmaterial wurde transkribiert und mittels des offenen Kodierens, dem ersten Analyseschritt der Grounded Theory nach Strauss und Corbin, ausgewertet. Die ermittelten Ergebnisse

---

[2] Als Kinder werden alle Personen bezeichnet, die das 14. Lebensjahr noch nicht vollendet haben (vgl. Abs. 1, § 7, SGB VIII)

beider Interviewgruppen werden ausführlich dargestellt und einer interpretativen Rückführung unterzogen. Zudem liefern sie die Grundlage zur Ableitung von konkreten Implikationen für die Gesundheits- und Krankenpflegeausbildung. Im folgenden Teil schließt sich eine Skizzierung des Aufbaues dieser Arbeit an.

Die Arbeit gliedert sich in einen theoretischen und einen empirischen Teil. Kapitel zwei bis fünf bilden den theoretischen Bezugsrahmen dieser Arbeit, sodass zunächst das Thema „Sterben und Tod" im Rahmen der Krankenpflegeausbildung betrachtet wird. Die Abbildung des aktuellen Forschungsstandes erfolgt anhand nationaler und internationaler Forschungsarbeiten, mittels derer bestehende Forschungslücken offengelegt werden. Im Anschluss daran wird das Thema hinsichtlich seiner gesetzlichen Grundlagen im Rahmen der Gesundheits- und Krankenpflegeausbildung in Deutschland betrachtet. Um sich dem Phänomen Sterben und Tod systematisch zu nähern, erfolgt im dritten Kapitel eine Darstellung des Phänomens im gesellschaftlichen Kontext. Kapitel fünf schafft einen grundlegenden Überblick über die pflegerische Versorgung von sterbenden und toten Menschen und geht dabei auf das Konzept von Palliative Care, die Bedürfnisse von Sterbenden und ihren Angehörigen sowie auf die Versorgung des Leichnams ein. Zudem wird die Pflegekraft in ihrer Rolle als SterbebegleiterIn näher betrachtet. Den Abschluss des theoretischen Bezugsrahmens bildet Kapitel sechs, welches die Anforderungen und Aufgaben von PraxisanleiterInnen beschreibt, sodass der Leser ein Situationsverständnis für den Arbeitsalltag von PraxisanleiterInnen erlangt.

Der empirische Teil der Arbeit umfassst die Kapitel sechs bis neun und bildet die Umsetzung des Forschungsprojektes ab. Dieses geht der Frage nach dem subjektiven Erleben von SchülerInnen und PraxisanleiterInnen bei der pflegerischen Versorgung von sterbenden und toten Menschen im Rahmen der praktischen Gesundheits- und Krankenpflegeausbildung nach. In Kapitel sechs erfolgt eine Darlegung des Erkenntnisinteresses. Des Weiteren schließt sich eine umfassende Beschreibung des Studiendesigns an. Diese beinhaltet die Darstellung methodologischer Grundannahmen sowie eine ausführliche Beschreibung des Vorgehens bei der Datenerhebung und der Datenauswertung, einschließlich Maßnahmen zur Qualitätssicherung. Im Anschluss werden die Ergebnisse der mehrperspektivischen Erhebung abgebildet und im Rahmen der Gesamtdiskussion einer interpretativen Rückführung, basierend auf den theoretischen Grundlagen, unterzogen. Anhand der Ergebnisse werden explizite Handlungsempfehlungen für die Gesundheits- und Krankenpflegeausbildung aufgezeigt. Des Weiteren erfolgt eine Offenlegung der Limitationen dieser Forschungsarbeit. Den Abschluss dieser Arbeit bildet ein zusammenführendes Resümee, welches einen Ausblick auf weitere Forschungsdesiderata eröffnet.

2 Sterben und Tod in der Krankenpflegeausbildung

Die Begleitung von sterbenden Menschen stellt eine herausfordernde Aufgabe dar, die häufig mit Belastungen für das Pflegepersonal verbunden ist (vgl. Müller et al. 2010, S. 232; Jünger 2014, S. 28). Die Konfrontation mit dem Leid der Patienten und ihren Angehörigen und der unausweichlichen Endlichkeit des Lebens geht mit einer existentiellen Betroffenheit bei den Beteiligten einher, die unterschiedlich zum Ausdruck gebracht wird und einen sensiblen Umgang impliziert (vgl. Müller/Pfister 2014b, S. 13). Besonders trifft dies auf die Auszubildenden in der Gesundheits- und Krankenpflege zu, da diese im Rahmen ihrer praktischen Ausbildung häufig erstmals in direkten Kontakt mit Sterbenden und Toten kommen (vgl. Kent et al. 2012, S. 1259) und demnach Laien im Umgang mit diesen sind (vgl. Schmidt 2010, S. 643). Der folgende Teil der Arbeit eruiert den aktuellen Forschungsstand zum Erleben des Phänomens von Sterben und Tod in der Pflegeausbildung anhand nationaler und internationaler Studien. Anschließend erfolgt eine Darlegung der aktuellen gesetzlichen Ausbildungsgrundlagen zum Thema „Sterben und Tod" in Deutschland.

2.1 Aktueller Forschungsstand

Im deutschsprachigen Raum konzentriert sich die bisherige Forschung im Bereich des Erlebens von Sterben und Tod vor allem auf examinierte Pflegekräfte (Halfpap 2009; Klausz 2009; Philipp/Loffing 2009), interdisziplinär auf Pflegekräfte, Ärzte, Seelsorger und Therapeuten (Berufsgenossenschaft für Gesundheitsdienst und Wohlfahrtspflege 2005; Müller et al. 2010, Jennessen et al. 2011) oder ehrenamtliche Hospizbegleiter (Schwarzenberg 2012). Das Erleben von Sterben und Tod im Rahmen der praktischen Gesundheits- und Krankenpflegeausbildung in Deutschland wurde bisher nur unzureichend untersucht. Lediglich die qualitative Studie von Claudia Ohlrogge (2012) wurde als aktuelle Publikation ausfindig gemacht. Eine Ausdehnung auf den gesamten deutschsprachigen Raum, führte zur qualitativen Forschungsarbeit von Ursula Halbmayr-Kubicsek (2015) aus Österreich. In Anbetracht der vorhandenen Limitationen der Forschungsarbeiten, welche bei Ohlrogge in der geringen Teilnehmerzahl und bei Halbmayr-Kubicsek in der institutionellen Begrenzung ersichtlich werden, erachtet es die Autorin dieser Arbeit als unerlässlich internationale[3] Forschungsarbeiten zur Abbildung des aktuellen Forschungsstandes miteinzubeziehen. International wurde das Thema intensiver erforscht, sodass qualitative als auch quantitative Studien aus den

---

[3] Sterben und Tod sind zentrale Erfahrungen der Pflegeausbildung. Es muss allerdings beachtet werden, dass die Forschungsergebnisse aufgrund kultureller und bildungstheoretischer Voraussetzungen nicht ohne Überprüfung auf deutsche Verhältnisse übertragen werden können.

USA, Taiwan, Chile, Argentinien, Großbritannien, Brasilien, Spanien, Schweden und Neuseeland zur Abbildung des aktuellen Forschungsstandes herangezogen werden. Im Rahmen der Datenbankrecherche wurden überwiegend qualitative Studien identifiziert, die inhaltlich passfähig sind und die angegebenen Einschlusskriterien erfüllen. Die bedeutendsten Ergebnisse werden nachfolgend dargestellt.

Im Vorfeld des eigentlichen Kontaktes mit sterbenden und toten Patienten gab die Mehrzahl der Auszubildenden an, sich unzureichend auf diese Erfahrung vorbereitet zu fühlen (vgl. Huang et al. 2010, S. 2286; Mutto et al. 2010, S. 1447; Parry 2011, S. 450; Strang et al. 2014, S. 197; Sampaio et al. 2015, S. 310). Vordergründig beinhaltete dies vor allem den Bereich der Kommunikation und den Umgang mit emotionalen Reaktionen von Patienten und deren Angehörigen (vgl. Strang et al. 2014, S. 197; Halbmayr-Kubicsek 2015, S. 600). Im Rahmen einer offenen, schriftlichen Befragung untersuchte Ursula Halbmayr-Kubicsek (2015) die Erfahrungen, Befürchtungen und Erwartungen von 32 Studierenden der Gesundheits-und Krankenpflege in Österreich hinsichtlich der Konfrontation mit Tod und Sterben. Sie eruierte, dass bei den Lernenden vordergründig Ängste in Bezug auf die Konfrontation mit dem Verstorbenen bestehen. Die Vorstellung einen leblosen Körper aufzufinden oder einen Leichnam zu berühren, löste Angst bei den Befragten aus (vgl. Halbmayr-Kubicsek 2015, S. 600). Ein Studienteilnehmer beschrieb dies folgendermaßen: „Angst habe ich weiters beim Gedanken den Verstorbenen zu berühren, weil ich mir vorstelle, dass sie eisig und steif sind. (Halbmayr-Kubicsek 2015, S. 600). Die Angst vor dem Aussehen und Berühren des toten Körpers wurde von weiteren Studien bestätigt (vgl. Huang et al. 2013, S. 2283; Mondragón-Sánchez et al. 2015, S. 327). Des Weiteren stellte Muñoz-Pino (2014) in ihrer offen, schriftlichen Befragung von 65 Auszubildenden am Ende ihrer Ausbildung fest, dass die Ängste verschwanden, sobald sich die SchülerInnen selbst um die Patienten kümmerten und sie mit ihnen kommunizierten (vgl. Muñoz-Pino 2013, S. 90). Dies bestätigt auch die qualitative Studie von Ek et al. (2014), welche zu dem Ergebnis kommt, dass sich die Auszubildenden wünschen, so früh wie möglich mit sterbenden und toten Patienten innerhalb ihrer Ausbildung konfrontiert zu werden (vgl. Ek et al. 2014, S. 513).

Zusätzlich belegen die Studien, dass der Großteil der Auszubildenden seine ersten Erfahrungen mit sterbenden und toten Menschen im Rahmen der Berufsausbildung sammelt (vgl. Parry 2011, S. 450; Ek et al. 2014, S. 510; Anderson et al. 2015, S. 697). Der erste tote Patient stellt für die Auszubildenden ein besonders prägendes Ereignis dar, welchem eine größere Bedeutung als den Folgenden beigemessen wird (vgl. Kent 2012, S. 1260; Edo-Gual et al. 2014, S. 3504; Anderson et al. 2015, S. 698). Ein Studienteilnehmer der qualitativen Studie von Edo-Gual et al. (2014), die das Erleben von

Sterben und Tod von Krankenpflegeschülern in der praktischen Ausbildung in Spanien untersuchte, beschreibt diese Erfahrung als unvergesslich, die immer im Gedächtnis bleibt (vgl. Edu-Goal et al 2014., S. 3504). Nach dem Tod eines Patienten waren die Auszubildenden zum Teil sprachlos und handlungsunfähig (vgl. Huang et al. 2010, S. 2285). Teilweise kam die Ersterfahrung mit dem Tod einem Schockerlebnis gleich (vgl. Parry 2011, S. 450; Heise/Gilpin 2016, S. 105). Des Weiteren brachen einige der Auszubildenden emotional zusammen und durchlebten Gefühle von Schuld, Hilflosigkeit, Wut und Trauer (vgl. Huang et al. 2010, S. 2286; Muñoz-Pino 2013, S. 90; Strang et al. 2014, S. 197; Heise/Gilpin 2016, S. 105). Ihre Gefühle offenbarten die Lernenden nur in Ausnahmesituationen, sodass sie sich zeitweise aus der Situation entfernten, damit der Patient oder die Angehörigen ihre Tränen nicht sahen (vgl. Ohlrogge 2012, S. 52; Ek et al 2014, S. 513). In den folgenden Wochen dachten die SchülerInnen vermehrt über den verstorbenen Patienten nach (vgl. Kent et al. 2012, S. 1260; Anderson et al. 2015, S. 698). Einige erlebten die Situation im Traum erneut oder waren von Schlaflosigkeit betroffen (vgl. Ohlrogge 2012, S. 38; Anderson et al. 2015, S. 698). Des Weiteren vermieden die Lernenden auch den Kontakt zu anderen Sterbenden, um nicht an die Erlebnisse erinnert zu werden (vgl. Huang et al. 2010, S. 2286; Mutto et al. 2010, S. 1445).

Die pflegerische Versorgung von sterbenden und toten Patienten belastete die Auszubildenden im unterschiedlichen Maße. Der Tod von jungen Patienten wurde von den Lernenden belastender erlebt als der von Älteren (Kent et al. 2012, S. 3505: Strang et al. 2014, S. 197). Zudem entsetzte die Lernenden der plötzliche, unerwartete Tod mehr, als wenn er absehbar war (vgl. Kent et al. 2012, S. 3505; Ohlrogge 2012, S. 44; Ek et al. 2014, S. 512). Einen weiteren Einflussfaktor stellte die bestehende Beziehung zu dem Patienten dar (vgl. Kent et al. 2012, S. 3505; Ohlrogge 2012, S. 45). Der Tod eines Patienten wurde belastender wahrgenommen, wenn die Auszubildenden das Leid und die Trauer der Angehörigen miterlebten (vgl. Kent et al. 2012, S. 3505; Ohlrogge 2012, S. 47). Besonders der Umgang mit emotionalen Reaktionen der Angehörigen wurde von den Lernenden als problematisch empfunden und führte zum Erleben von Hilflosigkeit und Überforderung (vgl. Huang et al. 2010, S. 2285; Parry 2011, S. 451; Sampaio et al. 2015, S. 310). Neben den genannten Einflussfaktoren, zeigte Ohlrogge (2012), dass auch äußere Einflussfaktoren wie Zeit- und Personalmangel sowie räumliche Gegebenheiten das Erleben der Situation beeinflussten (vgl. Ohlrogge 2012, S. 40ff.). Zudem wurde das Erleben von sterbenden und toten Patienten auch durch Faktoren der Lernenden selbst bedingt. Ältere Lernende mit beruflichen oder privaten Sterbevorerfahrungen scheinen den Tod von Patienten besser zu verarbeiten bzw. über eine positivere Haltung gegenüber Sterbenden zu verfügen (vgl. ebd.; Strang et al. 2014, S. 197; Hagelin et al. 2016, S. 32). Parry widerspricht diesem Ergebnis und kann dies in ihrer Forschungsarbeit nicht bestätigen (vgl. Parry 2011, S. 452). Dies widerlegen auch die Ergebnisse von Chen et al. (2006), die in ihrer quantitativen Befragung zu dem Ergebnis kommen, dass Auszubildende, die bereits mehr Erfahrungen in der Pflege Sterbender und Toter im Rahmen ihrer Ausbildung gesammelt hatten, eine größere Angst vor dem Sterbeprozess entwickelten, als unerfahrene Lernende. Sie mutmaßen daher, dass die Angst mit steigender Erfahrungsanzahl zu nimmt (vgl. Chen et al. 2006, S. 926).

Für einen Teil der Auszubildenden stellte die Pflege von sterbenden und toten Patienten eine bereichernde Lernerfahrung dar, die ihre pflegerischen Kompetenzen erweiterte und dazu beitrug, ihre persönliche Einstellung zum Tod zu reflektieren (vgl. Kent et al. 2012, S. 1261; Ohlrogge 2012, S. 54; Muñoz-Pino 2013, S. 89; Edo-Gual et al. 2014, S. 3507). Die Lernenden bemühten sich, den Sterbenden sowie dessen Angehörigen die bestmögliche Versorgung zukommen zu lassen (vgl. Huang et al. 2010, S. 2285; Ohlrogge 2012, S. 54; Edo-Gual et al. 2014, S. 3507). Dabei löste das Erfahren von Dankbarkeit seitens der Patienten und deren Angehörigen, bei den SchülerInnen ein Gefühl von Zufriedenheit und Stolz aus (vgl. Ohlrogge 2012, S. 47; Muñoz-Pino 2013, S.90; Anderson et al. 2015, S. 700; Sampaio et al. 2015, S. 309). In Ergänzung dazu konstatierten Strang et al. (2014), dass es den Lernenden wichtig war, einen Patienten den sie im Sterben begleitet hatten, auch im Moment des Todes vor Ort beizustehen (vgl. Strang et al. 2014, S. 198).

Die überwiegende Zahl der Forschungsarbeiten belegte, dass die Kommunikation mit anderen Personen für die Auszubildenden eine wichtige Unterstützungsmöglichkeit bei der pflegerischen Versorgung von sterbenden und toten Menschen darstellt (vgl. Parry 2011, S. 451; Kent et al. 2012, S. 1261; Ohlrogge 2012, S. 55; Edo-Gual et al. 2014, S. 3507). Laut Kent et al. (2012) sind Freunde aus dem Gesundheitswesen die bedeutendsten Gesprächspartner, gefolgt von anderen Pflegekräften, dem Lebenspartner, Mentoren, den Eltern, Klassenkameraden und anderen Freunden (vgl. Kent et al. 2012, S. 1261). Reflexionsgespräche nach dem Erleben der Erfahrung erachten die Lernenden als gewinnbringend (vgl. Ohlrogge 2012, S. 59). Edo-Gual et al. (2014) stellten fest, dass es für die Lernenden hilfreich ist, wenn sie durch erfahrenes Personal angeleitet werden (vgl. Edo-Gual et al. 2014, S. 3507). Ek et al. (2014) bestätigten dieses Ergebnis, indem sie zeigten, dass SchülerInnen dazu neigen den Kontakt zu Sterbenden oder Toten zu vermeiden, wenn sie keine Unterstützung bei der Pflege erfuhren (vgl. Ek et al. 2014, S. 514). In diesem Zusammenhang hebt Maria Parry (2011) die besondere Rolle des Mentors vor, während und nach dem Tod des Patienten hervor. Die Beziehung zum Mentor stellt eine wichtige Grundlage dar, sodass auch Gefühle offenbart werden können (vgl. Parry 2011, S. 450). Das behutsame Heranführen an die entsprechende Situation wird von den Auszubildenden als hilfreich wahrgenommen, wobei sie nicht von der Pflege des Sterbenden ferngehalten werden möchten (vgl. Ohlrogge 2012, S.49). Pflegende, die sich engagiert um die Patienten kümmerten, wurden positiv von den Lernenden wahrgenommen und erfüllten eine Vorbildfunktion (vgl. ebd. 48). Zudem wurde die Durchführung von Ritualen als hilfreich empfunden (ebd., S. 54).

Im Zusammenhang mit der Vorbereitung der Lernenden auf die Konfrontation mit sterbenden und toten Patienten wird in einer Vielzahl der Forschungsarbeiten auf die positiven Lernerfahrungen mit Simulationen verwiesen (vgl. Fluharty et al. 2012, S. 142; Gillan et al. 2013, S. 1437f.; Cavaye/Watts 2014, S. 13; Lippe/Becker 2015, S. 377). Blommfield/O`Neill/Gilett (2014) fanden in ihrer Studie heraus, dass Simulationen im Bereich der Pflege von sterbenden Patienten zur Angstminimierung beitragen und die Entwicklung von kommunikativen Fähigkeiten fördern sowie das Selbstvertrauen der Lernenden stärken (vgl. Blommfield/O` Neill/Gilett 2014, S. 1658). Fluharty et al. (2012) zeigten in ihrer quasi-experimentellen Studie von 370 Lernenden, dass Ängste und Unbehagen durch die Simulationserfahrung im Vorfeld der Begegnung mit realen Sterbenden abgebaut wurden und die SchülerInnen zielgerichtete Kommunikation in einer sicheren Umgebung üben konnten (vgl. Fluharty 2012, S.142).

Die dargestellten Forschungsergebnisse verdeutlichen, dass das Erleben eines sterbenden oder toten Patienten ein einprägsames Ereignis für die Lernenden darstellt, welches weitreichende Auswirkungen auf die berufliche und persönliche Entwicklung der Auszubildenden hat (vgl. Kent et al. 2012, S. 1261). Einerseits birgt diese bedeutende Lebenserfahrung das Potential, die SchülerInnen für zukünftige Begegnungen mit Sterbenden und Toten zu stärken (vgl. Kent et al 2012, S. 1261) und ihr Interesse an der palliativen Pflege zu wecken (vgl. Anderson et al. 2015, S. 698). Anderseits besteht auch die Gefahr, dass dieses Erlebnis so traumatisch erlebt wird, dass es mit der beruflichen Distanzierung einhergeht oder zur gänzlichen Kontaktvermeidung mit Sterbenden führt (vgl. Huang et al. 2010, S. 2286; Anderson et al. 2015, S. 698f.).

Die Abbildung des Forschungsstandes zeigt außerdem, dass vor allem Belastungen, Ängste, Auswirkungen, Einflussfaktoren und Unterstützungsfaktoren im Zusammenhang mit dem Erleben von Sterben und Tod bei Auszubildenden der Gesundheits- und Krankenpflege konstatiert wurden. Die Wahrnehmung der Auszubildenden durch die PraxisanleiterInnen wird in keiner der Studien thematisiert. Lediglich Parry (2011) schreibt den MentorInnen eine besondere Bedeutung vor, während und nach dem Tod eines Patienten zu. Sie liefert jedoch keine Ergebnisse aus Sicht der PraxisanleiterInnen, sodass deren Perspektive als Forschungslücke identifiziert wird. Die Autorin dieser Arbeit möchte die vorhandene Lücke schmälern und eine mehrperspektivische

Wahrnehmung des Erlebens von Sterben und Tod in der praktischen Gesundheits- und Krankenpflegeausbildung ermöglichen. Zum einen ist es das Ziel dieser Arbeit, die subjektiven Erfahrungen der Lernenden selbst zu thematisieren. Zum anderen werden diese durch die Außenperspektive der PraxisanleiterInnen ergänzt, sodass eine umfassende Wahrnehmung gewährleistet wird. Dies ermöglicht die Ableitung von Handlungsempfehlungen, die auf Erfahrungen von Lernenden und PraxisanleiterInnen basieren.

2.2 Gesetzliche Ausbildungsgrundlagen in Deutschland

Die Gesundheits- und Krankenpflegeausbildung in Deutschland wird durch das derzeit gültige Krankenpflegegesetz (KrPflG) vom 16. Juli 2003 sowie die dazugehörige Ausbildungs- und Prüfungsverordnung für die Berufe in der Krankenpflege (KrPflAPrV) geregelt. Die Begriffe Sterben und Tod werden in den gesetzlichen Grundlagen vergeblich gesucht, allerdings wird die palliative Pflege[4] als explizites Lernziel, sowohl theoretisch als auch praktisch, angeführt (vgl. Art. 1 § 3 Abs. 1 KrPflG; Anlage 1 zu § 1 Abs. 1 KrPflAPrV). Laut KrPflAPrV umfasst der theoretische und praktische Unterricht 12 Themenbereiche (vgl. Anl. 1 zu § 1 Abs. 1 KrPflAPrV). Lediglich im Themenbereich 2 „Pflegemaßnahmen auswählen, durchführen und auswerten" wird explizit die Pflege von Sterbenden erwähnt:

> *„Die Schülerinnen und Schüler sind zu befähigen, [...] die unmittelbare vitale Gefährdung, den akuten oder chronischen Zustand bei einzelnen oder mehreren Erkrankungen, bei Behinderungen, Schädigungen sowie physischen und psychischen Einschränkungen und in der Endphase des Lebens bei pflegerischen Interventionen entsprechend zu berücksichtigen" (Anl. 1 zu § 1 Abs. 1 KrPflAPrV).*

Der Themenbereich drei „Unterstützung, Beratung und Anleitung in gesundheits- und pflegerelevanten Fragen fachkundig gewährleisten" beinhaltet die Ausführung, dass die Lernenden dazu befähigt werden sollen,

> *„[...] Pflegebedürftige aller Altersgruppen bei der Bewältigung vital oder existenziell bedrohlicher Situationen, die aus Krankheit, Unfall, Behinderung oder im Zusammenhang mit Lebens- oder Entwicklungsphasen entstehen, zu unterstützen." (Anl. 1 zu § 1 Abs. 1 KrPflAPrV).*

Die Ausbildungs- und Prüfungsverordnung für die Berufe in der Krankenpflege legt explizit fest, dass ein Teil der praktischen Ausbildungseinsätze der Lernenden, sowohl stationär als auch ambulant, in „palliativen Gebieten" vorgesehen ist (vgl. ebd.). Die

---

[4] Da der Begriff „palliativ" im Verlauf dieser Arbeit immer wieder von Bedeutung ist, wird er an dieser Stelle kurz erläutert, sodass ein grundlegendes Verständnis des Lesers gewährleistet ist. „Der Begriff „palliativ" bedeutet, die Beschwerden einer Krankheit [zu]lindern, aber nicht die Ursachen [zu]bekämpfen [...]." (Steffen-Bürgi 2007, S. 30; Einfügung: J.M.). Eine ausführliche Beschreibung des Konzeptes Palliative Care folgt im Verlauf der Arbeit.

genannten Vorgaben stellen einen begrenzten Rahmen für palliativpflegerische Inhalte im Bereich der Gesundheits- und Krankenpflegeausbildung zur Verfügung.

Da die Pflegeausbildung nicht in das duale Ausbildungssystem oder das staatliche Schulsystem integriert ist, findet das Berufsbildungsgesetz keine Anwendung, sodass es der Hoheit der Länder obliegt Rahmenlehrpläne festzulegen. Die genauen Inhaltsvorgaben werden somit von den verantwortlichen Ministerien der Bundesländer konkretisiert (vgl. Steffen/Löffert 2010, S. 3). Die landesrechtlichen Vorgaben stellen die Grundlage zur Entwicklung eines schulinternen Curriculums dar. Je nachdem wie offen diese Regularien angelegt sind, desto höher gestaltet sich der Konstruktionsaufwand für die einzelnen Schulen (vgl. Hundenborn 2007, S. 13). Ein offen gestalteter Rahmenlehrplan, wie es beispielsweise in Sachsen der Fall ist, eröffnet zwar den Schulen inhaltliche Freiheit, er birgt allerdings die Gefahr, dass wesentliche Inhalte nicht gelehrt werden.

3 Das Phänomen Sterben und Tod im Kontext einer modernen Gesellschaft

Sterben und Tod stellen in unserer modernen Gesellschaft ein allgegenwärtiges Phänomen[5] dar, welches sich vordergründig unbemerkt institutionell und in kleinen Kreisen direkt Betroffener ereignet (vgl. Göckenjan 2008, S. 7). Historisch betrachtet hat sich das Sterben in den letzten 100 Jahren in Deutschland grundlegend verändert. Die Analyse der Mortalitätsverteilung um 1900 offenbart eine hohe Säuglings- und Kindersterblichkeit sowie ein gleichbleibendes Sterberisiko in den sich anschließenden Altersgruppen. Heutzutage ist die Säuglings- und Kindersterblichkeit drastisch gesunken. Zudem besteht ein ebenfalls geringes Sterberisiko der darauffolgenden Altersgruppen. Demgegenüber steht eine stark gestiegene mittlere Lebenserwartung von 60 - 80 Jahren, welche wiederum eine Veränderung der Sterbediagnosen zur Folge hat (vgl. Bundesinstitut für Bevölkerungsforschung 2016). Aufgrund des medizinischen Fortschrittes wurden Infektionskrankheiten als Todesursache stark zurückgedrängt. Gleichzeitig stieg die Zahl der Sterbediagnosen von malignen Tumorerkrankungen[6] sowie Herz-Kreislauf-Erkrankungen deutlich an. Tumorerkrankungen implizieren oftmals einen Sterbeprozess, der sich über Wochen oder Monate hinstreckt (vgl. Allert 2015, S. 444). Des Weiteren können aufgrund des medizinischen Fortschritts Krankheitsverläufe besser prognostiziert werden, sodass diese ggf. frühzeitig als Sterbeverläufe eingeordnet werden. Die Ausführungen verdeutlichen, dass das Sterben in unserer Gesellschaft unter Umständen einer langhinziehenden Verlaufsdynamik unterliegt (vgl. Göckenjan 2008, S. 9). Dies erfordert einen deutlichen Versorgungs- und Begleitungsbedarf im Bereich der Sterbebegleitung (vgl. Allert 2015, S. 444).

Das Thema „Sterben und Tod" weckt zunehmend das öffentliche Interesse. Eine repräsentative Befragung des Deutschen Hospiz- und PalliativVerbandes (DHPV) kommt zu dem Ergebnis, dass 58 % der Befragten die gesellschaftliche Auseinandersetzung mit dem Thema als zu gering einschätzen (vgl. DHPV 2012, S. 3). Im Rahmen medialer Publikationen, wie beispielsweise der ARD-Themenwoche „Leben mit dem Tod", wird der gesellschaftlichen Tabuisierung entgegengewirkt (vgl. Südwestrundfunk

---

[5] Ein Phänomen ist „für jemand zu einer Zeit [..] ein Sachverhalt, dem der Betreffende dann nicht [...] den Glauben verweigern kann, dass es sich um eine Tatsache handelt" (Schmitz 2014, S.12). Schlömerkemper versteht das Phänomen als eine Sache, die im Alltag eine bestimmte Bedeutung für Menschen hat. „Sie kann uns wichtig sein oder nicht, wir können sie für bestimmte Zwecke verwenden, in anderen Zusammenhängen kann sie uns eher hinderlich sein usw." (Schlömerkemper 2010, S. 59).
[6] Die Zahl der tumorbedingten Sterbediagnosen stieg von 1900 mit 4 % bis 2000 auf 25 % an (Tendenz weiter steigend) (vgl. Allert 2015, S. 444).

16

2012). Ergänzend dazu veröffentlichte die Deutsche Gesellschaft für Palliativmedizin (DGP), der Deutsche Hospiz- und PalliativVerband (DHPV) sowie die Bundesärztekammer im Jahr 2010 die „Charta zur Betreuung schwerstkranker und sterbender Menschen in Deutschland[7]". Diese verfolgt das Ziel die gesellschaftliche Auseinandersetzung mit den Themen Tod, Sterben und Trauer anzuregen und die Betreuung von Schwerstkranken und Sterbenden in Deutschland zu verbessern (vgl. DHPV et al. 2015, S. 4).

Vor allem durch die Debatte zur Neuregelung der Sterbehilfe[8] wurde Ende des vorherigen Jahres das gesellschaftliche Interesse geweckt. Zudem zeichnet sich im Rahmen der zunehmenden Etablierung der modernen Palliativmedizin und Hospizarbeit eine gegenläufige Entwicklung der Tabuisierung von Sterben und Tod ab (vgl. Stiel/Radbruch 2010, S. 231). Die Angst krankheitsbedingt die Kontrolle über das eigene Leben zu verlieren und „[...] einem fremdbestimmten maschinell dominierten ‚Dahinvegetieren' [...]" (Nationale Akademie der Wissenschaften Leopoldina und Union der deutschen Akademien der Wissenschaften 2015, S. 16) ausgeliefert zu sein, erweckt das Bedürfnis der Menschen nach Selbstbestimmtheit über den gesamten Lebensverlauf. Dies hat im Jahr 2009 zu einer gesetzlichen Regelung der Patientenverfügung[9] geführt. Vor diesem Hintergrund haben öffentliche Diskussionen zu juristischen und ethischen Fragen in der Endphase des Lebens in den vergangenen Jahren deutlich an Intensität zugenommen (vgl. ebd., S. 7).

Im öffentlichen Diskurs herrscht Konsens darüber, was ein „guter" Sterbeort ist und was „gutes" Sterben bedeutet. Laut einer Befragung des Zentrums für Qualität in der Pflege (ZQP) wünscht sich in etwa jeder Zweite, zu Hause sterben zu dürfen. In einem Krankenhaus oder Pflegeheim möchten nur drei bzw. vier Prozent ihre letzte Lebensphase beenden (vgl. ZQP 2013, S.10). Im Gegensatz dazu, genießt das Sterben im Krankenhaus ein schlechtes Ansehen. „Es steht seither für einsames Sterben, ohne Zuspruch und Anteilnahme." (Göckenjan 2008, S. 10). Wohingegen häufig dem Ster-

---

[7] Die „Charta zur Betreuung schwerstkranker und sterbender Menschen in Deutschland" gilt als Meilenstein zur Verwirklichung der Rechte von Menschen in der Endphase des Lebens (vgl. Kränzle/Weihrauch 2014a S. 8). Sie besteht aus fünf Leitsätzen, welche aufzeigen „was derzeit möglich, zukünftig wünschenswert und politisch sowie strategisch notwendig ist, um das Versorgungsangebot für schwerstkranke und sterbende Menschen in Deutschland in Form einer Nationalen Strategie bedarfsgerecht weiter zu entwickeln." (DHPV et al. 2015, S. 4)
[8] Am 6. November 2015 beschloss der Bundestag das „Gesetz zur Strafbarkeit der geschäftsmäßigen Förderung der Selbsttötung". § 217 StGB schränkt die Tätigkeit von Sterbehilfevereinigungen ein (vgl. § 217 StGB).
[9] Eine Patientenverfügung ist eine Verfügung, die es einer volljährigen Person vorsorglich ermöglicht für den Fall der Einwilligungsunfähigkeit schriftlich festzulegen, ob sie „in bestimmte, zum Zeitpunkt der Festlegung noch nicht unmittelbar bevorstehende Untersuchungen [ihres] Gesundheitszustands, Heilbehandlungen oder ärztliche Eingriffe einwilligt oder sie untersagt". (§ 1901a Abs. 1 BGB; Anpassung: J.M.)

ben im Kreise der Familie ein romantisiertes Bild aus vergangenen Zeiten zugesprochen wird (vgl. ebd., S. 9). Entgegen diesem Wunsch zeichnet die Realität ein anderes Bild ab. Mit über 46 % stellt das Krankenhaus den häufigsten Sterbeort[10] der deutschen Bevölkerung dar (vgl. Statistisches Bundesamt 2015, S. 6). Nur jeder vierte Sterbefall fand in der eigenen Häuslichkeit statt (vgl. Dasch et al. 2015, S. 496). Zusammenfassend betrachtet belegt die Statistik, dass das Sterben überwiegend in Institutionen stattfindet und auch zukünftig aufgrund der familiären Ausdünnung, der steigenden Alterserwartung sowie des allgemeinen Wachstums der Individualisierungsmentalität entsprechend lokalisiert bleibt (vgl. Göckenjan 2008, S.10; Dasch et al. 2015, S. 496).

---

[10] Der Sterbeort wird in Deutschland in der Todesbescheinigung registriert, allerdings nicht ausgewertet, sodass eine bundesweite Statistik über die Sterbeorte fehlt (vgl. Dasch et al. 2015, S. 496). Demzufolge liegen offizielle Statistiken zum Sterbeort ausschließlich für Krankenhaussterbefälle vor.

4   Die pflegerische Versorgung sterbender und toter Patienten

Die Begleitung und Versorgung von schwerstkranken und sterbenden Menschen gehört zu den grundlegenden Aufgaben der Pflege (vgl. International Council of Nurses 2015). Im Rahmen der Etablierung von Palliative Care als eigenständiges Versorgungskonzept gewann dies in den letzten Jahren zunehmend an Bedeutung im pflegerischen Bereich. In der öffentlichen Diskussion besteht ein breiter Konsens über die Notwendigkeit einer qualitativ hochwertigen, flächendeckenden und für alle Betroffenen zugänglichen Palliativversorgung in Deutschland (vgl. Nationale Akademie der Wissenschaften Leopoldina und Union der deutschen Akademien der Wissenschaften 2015, S. 7). Diesen Forderungen kam der Deutsche Bundestag im November 2015 nach und beschloss mit großer Mehrheit das Gesetz zur Verbesserung der Hospiz- und Palliativversorgung[11] (vgl. Bundesgesetzblatt 2015, S. 2114).

Der vorliegende Teil der Arbeit vermittelt einen Überblick über das Konzept Palliative Care und verdeutlicht die besonderen Bedürfnisse von Sterbenden und deren Angehörigen. Folgend wird die pflegerische Versorgung des Leichnams betrachtet und die Herausforderungen für Pflegende als Sterbebegleiter dargestellt.

4.1   Palliative Care

Die spezielle Begleitung, Pflege und Betreuung von Menschen in der Endphase ihres Lebens wird unter dem Begriff „Palliative Care" zusammengefasst. Er setzt sich zusammen aus dem lateinischen Wort „Pallium", was übersetzt „ummanteln, umsorgen" bedeutet und „Care", welches dem Englischen entstammt und mit Sorge bzw. Pflege übersetzt wird (vgl. Kulbe 2010, S. 16). Der Begriff „palliativ" bedeutet, die Beschwerden einer Krankheit [zu]lindern, aber nicht die Ursachen [zu]bekämpfen [...]." (Steffen-Bürgi 2007, S. 30; Einfügung: J.M.). Aufgrund des Fehlens eines gleichbedeutenden deutschen Begriffs hat sich die Verwendung auch im deutschen Sprachraum etabliert. Palliative Care wird hier durch die Teildisziplinen der Palliativpflege und der Palliativ-

---

[11] Das Gesetz zur Verbesserung der Hospiz- und Palliativversorgung trat am 08.11.2015 in Kraft. Es beinhaltet eine Vielzahl von Maßnahmen, welche den flächendeckenden Ausbau der Hospiz- und Palliativversorgung in allen Teilen Deutschlands fördern sollen. Unter anderem wird die Sterbebegleitung ausdrücklicher Bestandteil des Versorgungsauftrages der sozialen Pflegeversicherung. Zudem wird die finanzielle Situation stationärer Kinder- und Erwachsenen-Hospize verbessert, indem der Mindestzuschuss der Krankenkassen um von derzeit rund 198 Euro auf rund 261 Euro erhöht wird. Des Weiteren tragen die Krankenkassen zukünftig 95 %, statt wie bisher 90%, der zuschussfähigen Kosten. Innerhalb von 12 Monaten nach Inkrafttreten des Gesetzes, bis spätestens Ende 2016, werden die Maßnahmen realisiert (vgl. Bundesgesetzblatt 2015, S. 2114-2118).

medizin ergänzt (vgl. Nagele/Feichtner 2012, S.16). Die Weltgesundheitsorganisation (WHO) definiert Palliative Care seit dem Jahr 2002 folgendermaßen:

„Palliative care is an approach that improves the quality of life of patients and their families facing the problem associated with life-threatening illness, through the prevention and relief of suffering by means of early identification and impeccable assessment and treatment of pain and other problems, physical, psychosocial and spiritual". (WHO 2016)

Entsprechend dieser Definition stellt Palliative Care einen Ansatz zur Verbesserung der Lebensqualität von Patienten und deren Angehörigen dar, die mit einer lebensbedrohlichen Erkrankung konfrontiert sind. Dies soll durch Prävention und der Linderung von Leiden durch frühzeitiges Erkennen sowie sorgfältiges Einschätzen und Behandeln von Schmerzen und anderen physischen, psychosozialen und spirituellen Problemen erfolgen. Die Definition der WHO revolutionierte die Medizingeschichte, da erstmals bei der Definition eines medizinischen Fachgebietes die physischen, psychosozialen und spirituellen Probleme auf einer Ebene etabliert wurden (vgl. Borasio 2012, S. 55).

Das Wesen dieses umfassenden Betreuungskonzeptes besteht aus einer ganzheitlichen Orientierung am Menschen, welches „[...] das Sterben als einen zu gestaltenden Teil des Lebens [versteht], der weder eine künstliche Verlängerung noch eine Verkürzung erfährt." (Kränzle/Weihrauch 2014a, S. 7; Umstellung: J.M.). Es umfasst die psychosoziale und spirituelle Begleitung von Sterbenden und deren Angehörigen bei der Auseinandersetzung mit dem bevorstehenden Tod. Zudem steht es für eine Verbesserung der Lebensqualität in der Endphase des Lebens, sodass einer ganzheitlichen Leidenslinderung die höchste Priorität zuteilwird. Ein weiteres Merkmal von Palliative Care stellt die Arbeit im interdisziplinären Team von haupt- und ehrenamtlichen Mitarbeitenden dar. Diese zeichnen sich durch ihre persönliche und fachliche Kompetenz aus und vernetzen ihr Wissen sowie ihre Erfahrungen im Interesse der Versorgung des Sterbenden. Palliative Care leistet einen bedeutenden Beitrag damit Sterben und Tod zum Menschen gehörend innerhalb der Gesellschaft erlebt werden (vgl. Kränzle/Weihrauch 2014a, S. 6f.).

Palliative Care gilt als ein Grundmuster, welches im Denken und Verhalten, zu jeder Zeit und an jedem Ort umgesetzt werden kann (vgl. Student/Napiwotzky 2011, S. 14). Palliative Versorgung sollte die Betroffenen und deren Angehörige wohnortnah bei der Bewältigung von Symptomen und Krankheitsproblemen unterstützen. Die Umsetzung palliativer Behandlungs- und Betreuungsziele kann sowohl in ambulanten als auch stationären Settings verwirklicht werden. Palliativstationen[12], stationäre Hospize[13] so-

---

[12] Palliativstationen sind spezialisierte, eigenständige in ein Krankenhaus integrierte Einrichtungen zur Versorgung von sterbenden und schwerstkranken Menschen, die einer stationären Krankenhausbehandlung bedürfen. Die Behandlungsziele bestehen in einer Stabilisierung des

wie die spezialisierte ambulante Palliativversorgung (SAPV)[14] sind ein unverzichtbarer Teil des deutschen Gesundheitswesens geworden (vgl. Kränzle/Weihrauch 2014a, S. 8). Dennoch muss es das Bestreben sein das Grundverständnis von Palliative Care in allen Institutionen, wo Menschen die Endphase ihres Lebens verbringen, zu etablieren.

4.2 Bedürfnisse Sterbender

Im Leben von Menschen nimmt der Sterbeprozess in vielfacher Hinsicht eine Sonderstellung ein. Dabei ist es unbedeutend, ob dieser am eigenen Leib erfahren oder an anderen miterlebt wird. Die Erfahrung der Begrenztheit, die Suche nach dem Sinn des Lebens, die enorme Emotionalität sowie die Notwendigkeit sozialer Interaktionen verdeutlichen die besondere Bedeutung des Sterbens und das Abweichen von anderen früheren Lebensphasen (vgl. Grötzbach/Thönnes 2010, S. 169). Der sterbende Patient durchläuft im Rahmen des Sterbeprozesses viele Phasen[15], um seine Krankheit und den damit einhergehenden Tod zu begreifen (vgl. Kübler-Ross 2012, S. 13). Bei der Versorgung von sterbenden Patienten besteht die höchste pflegerische Priorität darin, „[...] dem Individuum zu helfen, seine persönlichen Bedürfnisse bis hin zum Tod zu befriedigen und ihm einen »guten« und »friedlichen« Tod zu ermöglichen." (Higgins 2013a, S. 25). Um dies zu gewährleisten, ist es für Pflegende unerlässlich die individuellen Wünsche und Bedürfnisse der Sterbenden wahrzunehmen. Dabei gilt es zu beachten, dass jeder Tod anders ist und keinen festen Regeln unterliegt. Die in mehreren Studien eruierten Bedürfnisse Sterbender erstrecken sich über vier Dimensionen:

Allgemeinzustandes, sodass der Patient mit ausreichender Symptomkontrolle in die Häuslichkeit entlassen werden kann (vgl. Sabatowski/Graf 2012, S. 110).

[13] Stationäre Hospize sind baulich, wirtschaftliche und organisatorisch eigenständige Institutionen mit separatem Personal und Konzept in deren Mittelpunkt der schwerstkranke Patient mit seinen Wünschen und Bedürfnissen steht. Aufgenommen werden Patienten, die an einer fortschreitenden Erkrankung leiden, bei der eine Heilung ausgeschlossen ist. Zusätzlich muss diese mit einer begrenzten Lebenserwartung von Wochen oder wenigen Monaten einhergehen und eine palliativ-medizinische Behandlung notwendig machen oder wünschenswert erscheinen lassen. Der Unterschied zur Palliativstation liegt darin, dass eine Krankenhausbehandlung nicht erforderlich ist. Die Finanzierung eines Hospizes wird zu 90% von den Kranken- und Pflegekassen getragen, die restlichen 10% muss das Hospiz selbst finanzieren (vgl. Student/Napiwotzky 2011, S. 17f.). Infolge des Gesetzes zur Verbesserung der Hospiz-und Palliativversorgung vom 08.11.2015 steigt der Zuschuss der Krankenkassen bis Ende 2016 zukünftig auf 95 % (vgl. Bundesgesetzblatt 2015, S. 2114).

[14] SAPV wird als Ergänzung zur allgemeinen ambulanten Palliativversorgung verstanden, wenn intensive oder komplexe krankheitsbedingte Probleme bestehen, sodass dem Palliativpatienten ein menschenwürdiges Leben bis zum Tod in seiner bekannten Umgebung ermöglicht werden kann (vgl. DGP 2009).

[15] Basierend auf Interviewdaten von Sterbenden entwickelte Elisabeth Kübler-Ross 1969 das sogenannte „5-Phasenmodell", welches den typischen Sterbeverlauf abbilden soll (vgl. Kübler-Ross 2013, S.66-162). In Anbetracht, dass bisher keine Folgeuntersuchung das „5-Phasen-Modell" bestätigen konnte und das Modell aufgrund methodischer Defizite kritisch diskutiert wird (vgl. Kostrzewa 2013, S. 63), wird es an dieser Stelle nicht näher ausgeführt.

➤ körperlich

➤ psychisch

➤ sozial

➤ spirituell (vgl. Wittkowski/Schröder 2008, S. 28; Warning 2011, S. 53),

welche im folgenden Teil detaillierter betrachtet werden.

Sterbende mit fortgeschrittenen Erkrankungen leiden häufig unter einer Vielzahl körperlicher Symptome, welche die Lebensqualität der Patienten erheblich beeinflussen.
Durchschnittlich sind Menschen in der Endphase ihres Lebens von zehn bis zwölf
krankheits- und/oder therapiebedingten Symptomen gleichzeitig betroffen. Diese variie-
ren in ihrer Häufigkeit, Schwere und Funktionsbeeinträchtigung (vgl. Bausewein 2015,
S. 6). Schmerzen stellen nur ein Drittel der Symptome am Lebensende dar. Die restlichen zwei Drittel bestehen aus internistischen Beschwerden (Übelkeit, Atemnot, Erbre-
chen, Fatigue[16], Obstipation, Mundtrockenheit usw.) und neuropsychiatrischen Symptomen (Angst, Depressionen, Verwirrtheit usw.) (vgl. Borasio 2012, S. 67). In der Endphase kommt es häufig zu einer Veränderung der bekannten Beschwerden. Infolge
des fortschreitenden Sterbeprozesses treten häufig neue Symptome, wie Delir, Ras-
selatmung und Bewusstseinseintrübungen auf, wohingegen andere Symptome in den
Hintergrund treten (vgl. Bausewein 2015, S. 7).
Der Bereich der körperlichen Bedürfnisse umfasst auch Wünsche nach Körperkontakt,
Berührung, Zärtlichkeit und Sexualität. Dies sind essentielle menschliche Bedürfnisse,
die auch am Ende des Lebens bestehen bleiben und sensibler Beachtung bedürfen
(vgl. Warning 2011, S. 54).

Die Diagnose einer lebensbedrohlichen Erkrankung geht für die Betroffenen mit einem
Bruch ihres individuellen Lebenskonzeptes einher. Viele Aktivitäten sind nicht mehr
planbar und nur noch eingeschränkt ausführbar. Der Mensch wurde aus seinem Alltag
herausgelöst und durchlebt einen mehrfachen Rollenwechsel, der zwischen dem Da-
sein als Patient und ggfs. Pflegebedürftigen changiert. Dies wiederum geht mit Veränderungen im sozialen Umfeld des Sterbenden einher. Infolge langer Krankenhausauf-
enthalte haben die Betroffenen häufig das Gefühl nicht mehr Bestandteil der ursprüng-
lichen Gemeinschaft zu sein. Soziale Kontakte können nur noch bedingt gepflegt wer-

---

[16]Unter Fatigue wird ein Erschöpfungssyndrom von Krebspatienten verstanden. Im Laufe der
Tumorerkrankung können sie an wochenlang unter völliger körperlicher, emotionaler und/oder
geistiger Erschöpfung leiden, sodass die soziale und berufliche Teilhabe massiv erschwert werden (vgl. Deutsche Krebsgesellschaft 2016).

den, ggf. erleben die Betroffenen auch einen Rückzug des Freundeskreises. Hinzu kommt, dass die krankheitsbedingten seelisch-geistigen und physischen Veränderungen oft nur bedingt durch die Angehörigen nachvollzogen werden können (vgl. Kulbe 2010, S. 27). Zudem bestehen oftmals existentielle Ängste, da krankheitsbedingt Mehrkosten und Verdienstausfälle möglich sind (vgl. Roller 2015, S. 12f.).

Um die auftretenden Belastungen im Rahmen der unheilbaren Erkrankung kompensieren zu können, nehmen die psychischen Bedürfnisse der Sterbenden und ihrer Angehörigen einen hohen Stellenwert ein. Im ersten Jahr nach der Diagnosestellung entwickeln circa die Hälfte der Patienten eine psychische Störung, wie beispielsweise Angststörungen, depressive Störungen, Anpassungsstörungen oder posttraumatische Belastungsstörungen (vgl. Fegg 2015, S. 8ff.).

Steinhauser et al. (2000)[17] ermittelten in ihrer quantitativen Studie die Komponenten eines „guten Todes" von schwerstkranken Patienten, indem sie diese sowie Angehörige, Ärzte und andere an der Versorgung Beteiligte befragten. Dabei waren u.a. die folgenden psychosozialen Bedürfnisse besonders bedeutend für die Befragten:

➢ Mit sich selbst im Einklang sein.

➢ Von einer Pflegekraft betreut werden, bei der man sich wohl fühlt.

➢ Über den eigenen Gesundheitszustand informiert zu sein.

➢ Die eigene Würde zu behalten.

➢ Sich von wichtigen Menschen verabschieden zu können.

➢ Die Familie um sich zu haben.

➢ Nicht allein zu sterben (vgl. Steinhauser et al. 2000, S. 2479).

Michaela Thönnes (2010) führte im Rahmen ihrer Forschungsarbeit problemzentrierte Interviews mit Angehörigen durch, die selbst Sterbende begleitet hatten. Ihre Ergebnisse zeigen, dass soziale Kontakte in der Sterbephase auf wenige Personen beschränkt sind. Diese sind allerdings von besonderer Bedeutung und werden intensiv erlebt. Es dominiert der Wunsch nach direkter Kommunikation und physischer Nähe zu anderen Menschen. Die einstige hohe Mobilitäts- und Flexibilitätsbereitschaft verliert an Bedeutung. Stattdessen tritt die Vertrautheit des Sterbeortes in den Vordergrund. Dieser stellt eine wichtige Säule des Sicherheitsbedürfnisses der Sterbenden dar und ist eng mit der sozialen Identität verknüpft (vgl. Grötzbach/Thönnes 2010, S. 187).

---

[17] Die Studie liegt außerhalb der von der Autorin ausgewiesenen Einschlusskriterien. Sie wird trotz ihres Alters als aktuell erachtet, da sie in der Literatur häufig zitiert wird und aktuelle Erkenntnisse in dieser Dimension fehlen.

Spiritualität[18] nimmt in der Begleitung von sterbenden Menschen einen besonderen Stellenwert ein. In der Auseinandersetzung mit Sterben und Tod werden Denkprozesse angestoßen und Emotionen ausgelöst, die zur Konfrontation mit der eigenen Vergänglichkeit führen und persönliche Glaubensvorstellungen anregen. Spiritueller Beistand kann sterbenden Menschen eine wichtige Unterstützung bei den Fragen nach dem Sinn des Lebens sein, ohne fertige Antworten vorzugeben (vgl. DHPV 2016). Viele Sterbende, auch ohne konfessionellen Hintergrund, verspüren im Angesicht des Todes das Bedürfnis Bilanz zu ziehen oder Rückschau zu halten (vgl. Roller/Müller 2015, S. 14). Fegg et al. (2010) stellten fest, dass es im Verlauf schwerer Erkrankungen zu einer Verschiebung und Verdichtung der persönlichen Wertvorstellungen kommt. Am häufigsten nannten die Patienten Familie, Freizeit, Partnerschaft, Freunde, Natur/Tiere und Spiritualität. Arbeit und Finanzen wurden weniger oft genannt (vgl. Fegg et al. 2010, S. 506). Die Auseinandersetzung mit der Erkrankung führt zu inneren Wachstum und einer persönlichen Weiterentwicklung. Enge Beziehungen, Spiritualität, Genuss und Naturerleben gewinnen im Angesicht des Todes deutlich an Bedeutung (vgl. Fegg/Borasio 2012, S. 250).

4.3 Angehörige Sterbender

Im Gegensatz zu traditionellen Versorgungskonzepten, verweist die Definition von Palliative Care explizit auf einen Behandlungsfokus, der auch die Angehörigen[19] der Sterbenden umfasst (vgl. WHO 2016). Die Betreuung der Angehörigen in diesem Kontext, dient nicht nur dazu die Pflege zu erleichtern oder den Kontakt zum Patienten zu verbessern, sondern beinhaltet das Wesen von Palliative Care, welches den Angehörigen als direkten Adressaten in die Versorgung einschließt. In Anbetracht, dass das Leben sowie das Sterben wesentlich von Interaktion mit dem Umfeld geprägt sind, sind es vor allem die Angehörigen der Betroffen, die im Angesicht des Todes Sicherheit und emotionale Stabilität vermitteln (vgl. Nagele/Feichtner 2012, S. 181). Sie benötigen häufig einen hohen Anteil an psychischer Unterstützung und Mitbetreuung, was von den Pfle-

---

[18] Spiritualität ist die innere Einstellung eines Menschen, mit der er den Widrigkeiten des Lebens entgegentritt und sie für sich zu erklären versucht (vgl. Nagele/Feichtner 2012, S. 60. Sie wird als transzendentale Selbst- und Weltverständnis verstanden, ohne den ausdrücklichen Bezug auf eine göttliche Instanz zu richten (vgl. Kruse 2007, S. 133).

[19] Als Angehörige gelten Personen, welche in einer engen persönlichen Beziehung zum Sterbenden stehen (vgl. Bone/Ortmann/Freyhoff 2013, S. 37.). Der Sterbende bestimmt selbst, welche Menschen er zum Kreis der Angehörigen zählt (vgl. Wright/Leahey 2013, S. 5). Sollte ihm dies aufgrund der Einschränkung seines Bewusstseinszustandes verwehrt bleiben, gelten all diejenigen als Angehörige, „die in irgendeiner Form eine bedeutende oder entscheidende Rolle oder Funktion im Leben des Patienten ausübten, sei dies in verwandtschaftlicher, kollegialer, helfender, begleitender oder verursachender Form."(Fässler-Weibel 2009, S. 51). Dieses Begriffsverständnis erachtet die Autorin dieser Arbeit als angemessen, da enge Bindungen nicht auf Verwandtschaftsverhältnisse begründet werden können.

genden oft aufwendiger, als die Versorgung des Patienten selbst empfunden wird (vgl. Wüller et al. 2014, S. 34).

Zudem darf nicht unbeachtet bleiben, dass eine Vielzahl der Angehörigen selbst in die Patientenversorgung eingebunden ist. Demzufolge befinden sie sich häufig in einer Doppelrolle, die mögliche Spannungen mit sich bringt (vgl. Brandstätter 2014, S. 68). Der Umgang mit ihnen stellt für Pflegende in diesen extremen Lebenssituationen häufig eine Herausforderung dar. Der nahende Verlust eines geliebten Menschen impliziert das Aufgeben aller bestehenden Lebenszusammenhänge, die sie mit der Person teilen. Sie kommen mit Sterben, Tod, Trauer und Abschied in Berührung und sollen den Sterbenden nicht nur auf seinen letzten Weg begleiten, sondern auch loslassen können. Dies führt zur Konfrontation mit der eigenen Endlichkeit, welche bei den Angehörigen unterschiedlichste Gefühle auslöst. Überforderung, Verzweiflung und Ängste sind tägliche Begleiter (vgl. Kulbe 2010, S. 91f.). Neben der Unterstützung der Sterbenden und der Auseinandersetzung mit dessen bevorstehenden Tod, stehen die Angehörigen auch vor der Aufgabe andere Lebensbereiche, wie zum Beispiel die Versorgung von Kindern und die eigene Berufstätigkeit, aufrechtzuerhalten. Es gilt zu berücksichtigen, dass sich die Angehörigen selbst in einer existentiellen Krise befinden (vgl. Brandstätter 2014, S. 69f.). Brandstätter und Fegg (2009) geben einen Überblick über die verschiedenen Belastungsfaktoren von Angehörigen sterbender Patienten:

Tabelle 1: Belastungsfaktoren Angehöriger Sterbender (vgl. Brandstätter/Fegg 2009, S. 15)

Äußere Belastungsfaktoren	• Rollenveränderungen, Aufgabenzuwachs • bedrohte Zukunftsperspektive • persönliche Einschränkung von Kontakten und Aktivitäten • finanzielle Probleme, Karrierenachteile
Emotionales Erleben Angehöriger als Belastungsfaktor	• Ungewissheit des Krankheitsverlaufes • Angst vor Verlust, Trennung, Existenzangst, Zukunft • Klärungsbedürfnisse, schlechtes Gewissen • Wut, Hilflosigkeit, Schuldgefühle • Konfrontation mit Sinnfragen, eigener Sterblichkeit
Mögliche Probleme im Umgang zwischen Patienten und Angehörigen	• Probleme eigene Überbelastung zu erkennen • Selbstvernachlässigung • Unsicherheit im Patientenumgang • Schonung des anderen, Kommunikationsprobleme • verschiedene Stufen der Krankheitsakzeptanz

In Anlehnung daran zeigten Hudson et al. (2011) in ihrer quantitativen Studie, dass ca. die Hälfte der 301 befragten Angehörigen sterbender Patienten von einer Angst- oder

depressiven Störung betroffen waren (vgl. Hudson et al. 2011, S. 530f.). Andere Studien belegten zudem, dass die Angehörigen unter Erschöpfung und Stress litten und
eine erhöhte Mortalität aufwiesen (vgl. Grande et al. 2009, S. 340). Diese Ergebnisse
verdeutlichen die Notwendigkeit sozialer und psychologischer Unterstützung für die
Betroffenen. Dabei zentrieren sich die Bedürfnisse der Angehörigen vor allem auf dem
Bereich der psychischen Unterstützung, Hilfe bei der medizinischen- und pflegerischen
Versorgung des Sterbenden und der Informationsbereitstellung. Zudem benötigen sie
finanzielle Unterstützung sowie Entlastung durch Haushaltshilfen, bewusste Pausen
und soziale Kontakte (vgl. Hudson/Payne 2011, S. 865).
In der Pflege von Sterbenden müssen der Patient und dessen Angehörige als Einheit
verstanden werden. Zudem stellen sie für Pflegekräfte eine unverzichtbare und wert-
volle Ressource dar, die wertgeschätzt und wenn möglich in die Pflege miteinbezogen
werden muss (vgl. Nagele/Feichtner 2012, S. 185). Das Hauptziel der Angehörigenar-
beit besteht darin, die Angehörigen in ihrer Rolle als Betroffene und Pflegende zu unterstützen und vorhandene Belastungsrisiken zu minimieren (vgl. Brandstät-
ter/Fischinger 2012, S. 38).

4.4 Versorgung des Leichnams im klinischen Setting

Die Versorgung des Leichnams wird auch als Leichentoilette bezeichnet. Sie beinhaltet
die körperliche Reinigung des Verstorbenen sowie das Herrichten der Räumlichkeiten
für die Abschiednahme durch die Angehörigen. Diese wird unter Berücksichtigung ge-
setzlicher Anforderungen sowie kultureller und religiöser[20] Überzeugungen durchgeführt (vgl. Higgins 2013b, S. 223). Die Maßnahmen, die für einen Patienten nach seinem Tod ergriffen werden, sind die Letzten die ihm zu teil werden und stehen für einen
Akt der Mitmenschlichkeit. Zudem bieten sie für Pflegende die Möglichkeit eine persönliche Verabschiedung zu gestalten (vgl. Nagele/Feichtner 2012, S. 73).
Nach dem Auffinden des Toten hält die Pflegekraft den Todeszeitpunkt schriftlich fest
und informiert den zuständigen Arzt (vgl. Arndt 2007, S. 503). Vor der eigentlichen
Durchführung der Leichentoilette ist es unerlässlich, dass ein Arzt den Tod des Patienten feststellt und den Totenschein ausstellt (vgl. Higgins 2013b, S. 230). Die würdevolle
Behandlung von Sterbenden geht selbstverständlich über ihren Tod hinaus, sodass
„die Leichentoilette so durchgeführt, als erfülle man die Bedürfnisse eines lebenden

---

[20] In Anbetracht des Umfanges dieser Arbeit wird kein detaillierter Bezug auf religiöse und kultu-
relle Besonderheiten bei der Durchführung der Leichentoilette genommen. Die meisten Kran-
kenhäuser verfügen über klinikinterne Standards zur postmortalen Pflege (vgl. Arndt 2007, S.
508), sodass die folgenden Ausführungen einen allgemeinen Überblick über die Versorgung
des Leichnams im Falle eines natürlichen Todes im klinischen Setting geben.

Patienten." (Higgins 2013b, S. 225). An dieser Stelle muss erwähnt werden, dass sich der letzte Anblick eines Verstorben besonders in das Gedächtnis der Angehörigen einprägt. Die Pflegekräfte sind mit der Verantwortung betraut eine würdevolle Verabschiedungssituation zu gestalten, die eine bleibende Erinnerung für die Angehörigen darstellt (vgl. Nagele/Feichtner 2012, S. 74). Wünsche, die vor dem Tod vom Patienten oder seinen Angehörigen geäußert wurden, sollten respektiert und geachtet werden. Zudem sollte den Angehörigen die Möglichkeit zur Teilhabe an der Versorgung des Toten angeboten werden (vgl. Higgins 2013b, S. 237). Wird dies nicht gewünscht, ist die Versorgung des Leichnams immer durch zwei Pflegekräfte zu gewährleisten (vgl. Tanzler 2005, S. 202). Die Pflegenden sorgen dafür, dass eine ungestörte Durchführung der Leichentoilette gewährleistet werden kann und richten Arbeitsmittel und Material. Zudem werden im Vorfeld die Präferenzen der Angehörigen eingeholt. Mit dem Einverständnis des Arztes werden liegende Drainagen, Gefäßzugänge und Katheter am Leichnam entfernt. Vorhandene Wunden werden frisch verbunden und bei übelriechendem Geruch luftdicht verschlossen. Im Anschluss erfolgt die Waschung des Toten. Sie dient der Gestaltung einer würdevollen Verabschiedung, sodass es hygienisch nicht verpflichtend ist eine Ganzkörperwaschung vorzunehmen. Infolge der Erschlaffung der Muskulatur kann es vorkommen, dass der Tote Exkremente abgibt, sodass dem Leichnam eine Inkontinenzvorlage angelegt wird. Es ist darauf zu achten, dass der Verstorbene ein friedliches Erscheinungsbild abgibt, sodass eine Haarpflege und wenn nötig eine Rasur durchgeführt wird. Nach Möglichkeit wird eine vorhandene Zahnprothese eingesetzt und Augen und Mund des Verstorbenen geschlossen. Nach Abschluss der körperlichen Reinigung wird dem Toten frische Kleidung angezogen und der Leichnam mit leicht erhöhten Oberkörper gelagert (vgl. Nagele/Feichtner 2012, S. 74f.). Im Anschluss wird die Raumgestaltung nach individuellen Vorlieben der Pflegenden durchgeführt. Medizinische Geräte werden aus dem Zimmer entfernt und individuelle Gegenstände des Verstorbenen zur Gestaltung eines persönlichen Rahmens verwendet (vgl. ebd., S. 76.). Nach der Verabschiedung der Angehörigen wird, wenn nicht anders vereinbart, jeglicher Schmuck an der Leiche entfernt und zusammen mit dem übrigen Eigentum des Patienten dokumentiert. Der Tote erhält einen Fußzettel zur Identifikation und wird in ein Leichentuch gehüllt. Unter Rücksichtnahme auf andere Patienten wird der Leichnam in die Leichenhalle überführt. Abschließend erfolgt eine Dokumentation der Maßnahmen sowie die Desinfektion der Räumlichkeiten (vgl. Higgins 2013b, S. 239f.)

Die Durchführung der Leichentoilette „[...] kann für Pflegende eine erfüllende Erfahrung sein, da sie die abschließende Demonstration einer respektvollen, einfühlsamen Pflege eines Patienten darstellt." (Higgins 2013b, S. 223).

4.5 Pflegende als Sterbebegleiter

Pflegende übernehmen im Kontext der klinischen Versorgung häufig die Aufgaben eines professionellen Sterbebegleiters, auch wenn sie im Rahmen ihrer Ausbildung nur ungenügend darauf vorbereitet wurden (vgl. Aulbert 2012, S. 1038). Neben den Angehörigen sind es die Pflegekräfte, die Sterbende bis zuletzt intensiv begleiten und anschließend die Versorgung des Leichnams übernehmen (vgl. Kulbe 2010, S. 80).

Mit der Fürsorge konfrontiert zu sein, einen Patienten der im Sterben liegt zu betreuen, stellt eine Herausforderung für Pflegekräfte dar (vgl. Jevon 2013, S. 19). Pflegerische Handlungen sind darauf ausgerichtet die größtmögliche Lebensqualität für die verbleibende Lebenszeit zu ermöglichen und dem Patienten und seinen Angehörigen in der Endphase seines Lebens zu begleiten. Dies bedeutet auch auf unnötige pflegerische Maßnahmen bewusst zu verzichten und die Bedürfnisse des Patienten wahrzunehmen (vgl. Kulbe 2010, S. 40). Sterbende zu begleiten stellt eine komplexe Situation dar, die neben pflegerischen Fertigkeiten, rechtlichen Kenntnissen und kommunikativen Kompetenzen, einen hohen Anteil emotionaler Feinfühligkeit erfordert (vgl. Jevon 2013, S. 19). Spezielle Fachkenntnisse über den Sterbeprozess, die Angehörigenbetreuung, Glaubensrichtungen, Spiritualität, Trauerphasen und Gesprächsführung sind unerlässlich (vgl. Kulbe 2010, S. 41f.).

Wer andere Menschen im Sterben begleitet, muss diesem Thema nicht nur fachlich, sondern auch persönlich gewachsen sein. Sterbebegleiter sollten sich in ihr Gegenüber einfühlen können und ein gewisses Maß an menschlicher Wärme ausstrahlen, da sie oft eine Schlüsselrolle als Vertrauensperson zwischen Angehörigen und dem Sterbenden einnehmen. Die Beziehung zwischen Patient und Pflegenden stellt in der Palliative Care die Basis für die Pflege dar und ist Grundvorrausetzung für die Entfaltung einer palliativen Haltung (vgl. Student; Napiwotzky 2011, S. 37). Zudem ist es unerlässlich, dass Pflegende die Sterbenden begleiten und Sterben und Tod als Bestandteil des menschlichen Daseins akzeptieren. Diese Haltung impliziert Offenheit und die Bereitschaft sich auf einen Sterbenden einzulassen. Vorrausetzung dafür ist eine Auseinandersetzung mit der eigenen Endlichkeit des Lebens sowie mit persönlichen Verlusterfahrungen (vgl. Kulbe 2010, S. 40).

Der Begleiter eines Sterbenden und seiner Angehörigen wird trotz Professionalität und Erfahrung auch an die eigenen Grenzen seiner Belastbarkeit stoßen. „Krankheit, Leid und Verzweiflung gegenüberzustehen, berührt auch eigene psychohygienische Ressourcen." (Kulbe 2010, S.106). Nach jedem erfolgreich bis zum Tod Begleiteten wartet ein neuer Patient, auf dem sich die Pflegekraft einlassen muss. Müller et al. (2010) untersuchten in ihrer quantitativen Befragung unter anderen Belastungsfaktoren von Mitarbeitern im Umgang mit dem Tod auf Palliativstationen. Dabei kamen sie zu dem

Ergebnis, dass der nicht erfüllte Anspruch der Palliativmedizin auf psychosozialer und medizinischer Ebene sowie Zeit- und Personalmangel, als häufigste Belastungskomponenten von den 873 Befragten genannt wurden. Die Beziehung zum Patienten wurde als zweithäufigster Faktor angegeben. Dabei war der Tod des Patienten für 23,9 % der Befragten besonders belastend, wenn die Beziehung durch besondere Nähe geprägt war. 7,5 % belastete auch der Tod junger Patienten (vgl. Müller et al. 2010, S. 229). Der Tod erscheint an dieser Stelle als ungerecht und kann infolge des nicht gelebten Lebens nur schwer verstanden werden Stelle (vgl. Hirsmüller/Schröer 2012, S. 56).

Es wird deutlich, dass es unerlässlich ist persönliche Gefühle und die Handlung am Sterbenden zu reflektieren und diese im Team zu kommunizieren. Dieser Austausch ermöglicht das Erfahren von Verständnis und Unterstützung. Des Weiteren ist es erforderlich innerhalb des Teams Rituale und Möglichkeiten zur Trauerbewältigung für alle an der Versorgung Beteiligten zu entwickeln, wie beispielsweise das Entzünden einer Kerze oder ein gemeinsames Gebet (vgl. Kulbe 2010, S. 42f.; Nagele/Feichtner 2012, S. 80f.). Auch wenn die Begleitung und Versorgung eines Sterbenden bzw. Toten einer der anspruchsvollsten Situationen in der beruflichen Laufbahn von Pflegekräften darstellt, so zählt sie auch zu den Erfüllendsten (vgl. Jevon 2013, S. 19).

5 Praxisanleitung in der Gesundheits- und Krankenpflege

Praxisanleitung wird als Tätigkeit verstanden, die Auszubildende dabei unterstützt, sich in ihrem Arbeitsfeld zurechtzufinden (vgl. Körner 2013, S. 14) und den Erwerb der erforderlichen Handlungskompetenz am Lernort Praxis begleitet und fördert (vgl. Denzel 2007, S. 5). Das derzeit für die Bundesrepublik Deutschland geltende Krankenpflegegesetz mit der dazugehörigen Ausbildungs- und Prüfungsverordnung vom 13. Juli 2003, passte die Ausbildungsgrundlagen an die gestiegenen Berufsanforderungen an. Unter anderem schrieb das Gesetz erstmals die Anleitung der Auszubildenden durch berufspädagogisch qualifizierte Fachkräfte, sogenannte Praxisanleiter, für die praktische Ausbildung vor. Neben der begrifflichen Festsetzung beinhaltete das Gesetz auch den genauen Qualifizierungsumfang (vgl. § 2 Abs. 1 KrPflAPrV). Die folgenden Ausführungen geben einen Überblick über den Qualifikations- und Handlungsrahmen von PraxisanleiterInnen im Bereich der Gesundheits- und Krankenpflege.

5.1 Anforderungen an PraxisanleiterInnen

Die Ausbildungs- und Prüfungsverordnung für die Berufe in der Krankenpflege definiert deutlich, welche Zugangsvorrausetzungen notwendig sind, um die Zusatzbezeichnung Praxisanleiter zu erlangen. Demnach sind Personen geeignet, „die über eine Berufserfahrung von mindestens zwei Jahren sowie eine berufspädagogische Zusatzqualifikation im Umfang von mindestens 200 Stunden verfügen." (vgl. § 2 Abs. 1 KrPflAPrV). Die Gestaltung und der Inhalt dieser Weiterbildung obliegt der Hoheit der Länder, sodass eine Vielzahl landesrechtlicher Verordnungen bestehen. Für das Land Sachsen liegt die Verordnung des Sächsischen Staatsministeriums für Soziales und Verbraucherschutz über die Weiterbildung in den Gesundheitsfachberufen (SächsGfbWBVO) zugrunde. Diese setzt einen Berufsabschluss in einem Gesundheitsfachberuf sowie mindestens 24 Monate Berufserfahrung zur Durchführung der Praxisanleiterweiterbildung voraus. Sie umfasst einen Umfang von mindestens 293 Stunden und enthält Inhalte zur Kommunikation, Psychologie, Berufsverständnis, Soziologie, Pädagogik und Rechtslehre. Zudem werden 16 Stunden in Form von Hospitationen als praktische Weiterbildung erbracht. Die Weiterbildung endet mit dem Ablegen der schriftlichen und praktischen Prüfungen und berechtigt zum Führen der Weiterbildungsbezeichnung des Praxisanleiters (vgl. § 30 Abs. 2 SächsGfbWBVO; § 30 Anlage 3 SächsGfbWBVO). Neben den gesetzlichen Vorrausetzungen benötigen PraxisanleiterInnen auch umfassende pflegerische, personale, soziale und methodische Kompetenzen. Dies impliziert die Fähigkeit zu einer umfassenden, prozessorientierten Pflege sowie das Vorhanden-

sein von Organisationstalent. Des Weiteren müssen sie über eine Rollenflexibilität verfügen und einen selbstkritischen Umgang pflegen, sodass ein gutes Reflexionsvermö-
gen unabdingbar ist. Außerdem müssen sie zuverlässig, geduldig, motiviert, flexibel
und belastbar sein. Es ist unabdingbar, dass sie sich in andere einfühlen und Spannungen wahrnehmen und sich damit rational auseinandersetzen. Neben Kommunikati-
ons- und Kooperationsfähigkeit ist ein hohes Potential an Konflikt- und Kritikfähigkeit
erforderlich (vgl. Mamerow 2016, S. 6). PraxisanleiterInnen müssen fähig sein, Bil-
dungsinhalte aus dem täglichen Arbeitsprozess herauszulösen, sie didaktisch aufzubereiten und den Schülern zu vermitteln (vgl. Bundesministerium für Familie, Senioren,
Frauen und Jugend 2008, S. 11). Dies erfordert ein planvolles und systematisches
Handeln. Zudem müssen sie in der Lage sein, lernförderliche Bedingungen zu arrangieren und mit dem Umgang von Methoden und Medien vertraut sein (vgl. Mamerow
2016, S. 6).

Diese Ausführungen verdeutlichen, dass zur Erlangung der erforderlichen Handlungskompetenz eine berufspädagogische Weiterbildung unerlässlich ist, um Pflegende auf
die genannten Aufgaben umfassend vorzubereiten.

5.2 Das Aufgabenspektrum eines Praxisanleiters

PraxisanleiterInnen fungieren als Bindeglied zwischen Theorie und Praxis und decken
ein breites Aufgabenfeld ab, welches über die Anleitung der SchülerInnen hinausgeht.
Die einzelnen Aufgaben und das damit einhergehende Rollenverständnis werden im
folgenden Teil der Arbeit näher betrachtet.

Gesetzlich gesehen besteht die Aufgabe von PraxisanleiterInnen darin, „[...] die Schülerinnen und Schüler schrittweise an die eigenständige Wahrnehmung der beruflichen
Aufgaben heranzuführen und die Verbindung mit der Schule zu gewährleisten." (vgl. §
2 Abs. 1 KrPflAPrV). Dies verdeutlich, dass Praxisanleitung keine punktuelle Aufgabe
ist, sondern als Prozess verstanden wird, der sich durch den gesamten Ausbildungs-
einsatz der Lernenden zieht (vgl. Bohrer 2005, S. 39). Dabei ist es die grundlegende
Aufgabe der PraxisanleiterInnen Lernsituationen didaktisch aufzubereiten, die SchülerInnen die Möglichkeit geben die Besonderheiten des pflegerischen Alltags zu erlernen,
sodass sie professionelles Pflegehandeln entwickeln können. Dies impliziert, dass
Ausbildungsprozesse entsprechend dem Ausbildungsstand der Schüler geplant, koor-
diniert, gestaltet, analysiert, beurteilt und dokumentiert werden (vgl. Körner 2013, S.
19f.), sodass Lernende ihr Wissen anwenden und vertiefen können und neues Erfah-
rungswissen erlangen. Es wird gezielt von Pflegeexperten gelernt, dabei bildet der rea-
le Mensch in der Pflegesituation den Mittelpunkt (vgl. Bohrer 2005, S. 79). Mamerow
benennt weitere Tätigkeitsfelder wie beispielsweise:

- Einarbeitung von SchülerInnen,

- Begleitung, Beratung, Beurteilung und Bewertung von Lernenden,

- die Ermittlung von Anleitungsbedarfe sowie die Anregung zur Selbstreflexion,

- kooperative Zusammenarbeit mit allen an der Ausbildung Beteiligten,

- Reflexionsgespräche führen,

- Teilnahme und Abnahme von Prüfungsleistungen (vgl. Mamerow 2016, S. 12).

Laut dem Ausbildungsreport der Pflegeberufe (2015) sind mehr als 60 % der PraxisanleiterInnen fest in den Stationsalltag eingebunden (vgl. Vereinte Dienstleistungsgewerkschaft 2015, S. 11). Dieses Ergebnis bestätigt auch die Pflegeausbildungsstudie
Deutschland (PABiS) (2006). Diese zeigt jedoch, dass nur ein Drittel der PraxisanleiterInnen vollständig für diese Tätigkeit freigestellt sind (vgl. Blum/Schilz 2006, S. 511).
Die Mehrzahl der Anleitenden ist weiterhin Bestandteil des Stationsteams und gewährleistet die pflegerische Versorgung der Patienten und die Einarbeitung neuer Mitarbei-
terInnen. Dies verdeutlicht, warum PraxisanleiterInnen zwangsläufig unterschiedliche
Rollen einnehmen, die mit spezifischen Erwartungshaltungen verknüpft sind. Neben
dem Teamkollegen und dem professionell Pflegenden wird dem Praxisanleiter auch die
Rolle des Anleitenden, des Vermittlers sowie des Beratenden und Vertrauten zu teil.
Des Weiteren ergeben sich auch in der Anleitungssituation verschiedene Rollen. Zum
einen übernimmt der Anleitende den aktiven Part und fungiert als WissensvermittlerIn.
Anderseits obliegt ihm auch die Rolle des Lernbegleiters, der sich eher im Hintergrund
hält, passiv agiert und Lernprozesse anstößt (vgl. Bohrer 2005, S. 60). Dies kommt
einem „Coach" gleich, der die Auszubildenden auf dem Weg zum Erreichen ihres Be-
rufszieles unterstützt (vgl. Mamerow 2016, S.5). Das persönliche Rollenverständnis
stellt die Ausgangsbasis für jegliche Handlungsweisen und Reaktionen gegenüber der
Umwelt dar, sodass es für das Selbstverständnis des Praxisanleiters unerlässlich ist,
sich über die differenzierten Rollen bewusst zu sein und die Gefahr von Rollenkonflik-
ten und Spannungen zu erkennen (vgl. ebd., S. 13f.)

6 Empirische Untersuchung

6.1 Erkenntnisinteresse und Offenlegung der Forscherexpertise

Wie bereits in der Problembeschreibung dieser Arbeit beschrieben wurde, werden Auszubildende häufig unvorbereitet mit der Endlichkeit des Lebens in ihrer praktischen Ausbildung konfrontiert. Trotz wachsenden Bedarfes wird dem Thema Sterben und Tod nur ungenügend Aufmerksamkeit im Rahmen der theoretischen und praktischen Gesundheits- und Krankenpflegeausbildung zuteil. Um das Erleben der Auszubildenden bei der pflegerischen Versorgung von sterbenden und toten Menschen im Rahmen der praktischen Gesundheits- und Krankenpflegeausbildung zu erfassen, wurde eine mehrperspektive Erhebung von Auszubildenden und PraxisanleiterInnen durchgeführt. Diese zielt darauf ab Belastungsfaktoren und Bewältigungsstrategien im Umgang mit sterbenden und toten Patienten zu eruieren und hilfreiche Unterstützungsmöglichkeiten zu identifizieren. Basierend auf diesen Erkenntnissen sollen Handlungsempfehlungen für die praktische und theoretische Ausbildung ausgesprochen werden. Demzufolge ergibt sich eine Verortung dieser Arbeit in der Berufsfelddidaktik der Gesundheits- und Krankenpflege.

In Anbetracht dass Forschungsarbeiten zu dieser Thematik im deutschen Sprachraum unterrepräsentiert sind und bisher kein Einbezug der Perspektive von PraxisanleiterInnen erfolgte, weist diese Arbeit explorativen Charakter auf.

Die Autorin dieser Arbeit ist seit neun Jahren als examinierte Gesundheits- und Krankenpflegerin im Bereich der palliativen und onkologischen Pflege tätig, wodurch sie mit dem Forschungsfeld eingehend vertraut ist. Sie wurde sowohl in der Ausbildung, als auch in der Rolle der examinierten Pflegekraft mit der pflegerischen Versorgung von sterbenden und toten Patienten betraut, sodass sie selbst über dementsprechende Feldkenntnisse verfügt. Ihre eigenen Erfahrungen und die Beobachtungen, die sie während ihrer beruflichen Tätigkeit gemacht hat, haben sie dazu bewogen dieses Thema in ihrer Masterarbeit weiter zu vertiefen.

6.2 Forschungsdesign und methodologische Einordnung

Das Ziel dieser Arbeit ist es, die subjektiven Erfahrungen von Auszubildenden und PraxisanleiterInnen der Gesundheits- und Krankenpflege bei der pflegerischen Versorgung von sterbenden und toten Menschen im Rahmen der praktischen Ausbildung zu erfassen. Aufgrund des gewählten Forschungsanliegens erachtet die Autorin dieser Arbeit ein qualitatives Forschungsdesign als sinnvoll. Dies ermöglicht Phänomene ganzheitlich von innen heraus aus der Perspektive der Betroffenen zu verstehen und zu erkunden (vgl. Mayer 2015, S. 97f.). Zudem steht „[...] die Innenperspektive der Subjekte, ihr Eingebundensein in eine Lebenswelt und die damit verbundene Vielschichtigkeit und Besonderheit" (Ertl-Schmuck et al. 2015, S. 69) im Zentrum des Forschungsinteresses. Die Theoriebildung folgt einer induktiven Denklogik, welches das Schließen vom Besonderen zum Allgemeinen impliziert. Die Datenerhebung eines qualitativen Forschungsdesigns ist grundsätzlich offen und flexibel gestaltet und betont den explorativen Charakter (vgl. ebd., S. 98-101), sodass qualitative Forschung näher am Alltagswissen angesiedelt ist, als quantitative Forschung (vgl. Flick/von Kardorff/Steinke 2010, S.17).

Die Forschungsarbeit stellt eine Verknüpfung der hermeneutischen und phänomenologischen Forschungsmethodologie dar. Die Hermeneutik setzt „[...] sich mit dem Verstehen und Interpretieren von menschlichen Äußerungen [...]" (Ertl-Schmuck et al. 2015, S. 153), insbesondere in Texten auseinander. Das Erkenntnisinteresse liegt darin, die Bedeutung des Textes so nachzuvollziehen und zu deuten, sodass der Text in seiner Ganzheit erschlossen werden kann (vgl. Kromrey 2009, S. 302). Dies erfordert ein gewisses Vorverständnis des Interpreten, denn „[...] ohne eine solche Ahnung könnte der Text gar nicht erfasst werden [...]." (Schlömerkemper 2010, S. 57).

Phänomenologie „[...] dient der Beantwortung von Bedeutungs- und Sinnfragen." (Zichi Cohen 2005, S. 209). Den Gegenstand der Forschung stellt die tatsächliche Erfahrung und Lebenswelt der Beforschten dar, sodass die subjektiven Erfahrungen aus dem Blickwinkel der Betroffenen verstanden werden (vgl. ebd, S. 209f.). Die geplante Untersuchung versucht die Erlebnisse und Erfahrungen der Auszubildenden und PraxisanleiterInnen in ihrer eigenen Welt zu verstehen. Sie zielt darauf ab, die subjektive Bedeutung und Intention des Phänomens Sterben und Tod durch einen intensiven Dialog in Erfahrung zu bringen (vgl. Mayer 2015, S. 107f.). Im Gegensatz zur Hermeneutik steht nicht die Fokussierung eines Textes im Vordergrund, sondern es geraten nichtsprachliche Gegenstände in den Vordergrund, die von Menschen wahrgenommen werden und in ihrer Existenz eine Alltagsbedeutung einnehmen, Denkprozesse anregen und Emotionen auslösen (vgl. Schlömerkemper 2010, S. 59f.). Im Gegensatz zur Hermeneutik erachtet es die Phänomenologie als unerlässlich einen vorannahmefreien Ausgangspunkt einzunehmen, um „[...] nicht vorschnell mit vertrauten Begriffen [zu]operieren" (Schlömerkemper 2010, S. 60; Anpassung und Einfügung J.M.).

Infolge der eigenen Erfahrungen und der theoretischen Vorarbeit besteht ein Vorverständnis der Forscherin, welches den doppelten methodologischen Zugang begründet, sodass diese Arbeit hermeneutischen als auch phänomenologischen Einflüssen unterliegt.

Für die Realisierung des qualitativen Forschungsanliegens führte die Forscherin jeweils vier leitfadengestützte episodische Interviews mit Lernenden des dritten Ausbildungsjahres der Gesundheits- und Krankenpflege sowie PraxisanleiterInnen von Palliativstationen durch. Die Auswertung der Daten erfolgte mithilfe des offenen Kodierens nach Corbin und Strauss. Das detaillierte Vorgehen der einzelnen Arbeitsschritte wird folgend nachvollziehbar abgebildet.

6.3 Datenerhebung

Um das subjektive Erleben der Auszubildenden und PraxisanleiterInnen bei der pflegerischen Versorgung von sterbenden und toten Menschen zu erfassen, bietet sich eine Datenerhebung durch qualitative Interviews an. Diese rekonstruieren das Denken, Handeln und Sein der Befragten vor dem Hintergrund ihrer Lebenswelt und ihrer Biographie und eröffnen somit einen Zugang zu deren Sinn- und Bedeutungskonstruktionen (vgl. Friebertshäuser/Langer 2010, S. 437). Besonders leitfadenorientierte Interviews ermöglichen aufgrund der offenen Gestaltung der Interviewsituation, dass die Sichtweisen der Befragten eher aufgedeckt werden, als es bei Fragebögen oder standardisierten Interviews der Fall ist (vgl. Flick 2011, S. 194). Der Gesprächsverlauf wird stärker durch den Befragten mitgestaltet, sodass individuelle Sichtweisen detailliert und vertieft erschlossen werden können (vgl. Döring/Bortz 2016, S. 365).

6.3.1 Das episodische Interview

Für die Erfassung der Erfahrungen der Auszubildenden und der PraxisanleiterInnen wurden episodische Interviews durchgeführt. Diese Form des Interviews erachtet die Autorin dieser Arbeit als besonders geeignet, da sie eine Kombination aus Befragung und Erzählung darstellt. Zum einen erhalten die InterviewpartnerInnen die Möglichkeit ihre Erfahrungen in allgemeiner Form darzustellen. Zum anderen werden diese durch konkrete Episoden veranschaulicht (vgl. Mayer 2015, S. 213). Demnach wird sowohl das narrativ-episodische, als auch das semantische Wissen eruiert (vgl. Lamnek 2010, S. 331). Es werden Fragen gestellt, die auf mehr oder weniger klar umrissene Antworten abzielen und zahlreiche Erzählaufforderungen enthalten, die den zentralen Ansatzpunkt dieser Interviewform darstellen (vgl. Flick 2011, S. 274). Diese Kombination entspricht weitestgehend der Alltagskommunikation. Zudem stellt sie eine Methodenkombination dar, die triangulative Erkenntnisse ermöglicht (vgl. Lamnek 2010, S. 332).

In Vorbereitung auf das Interview wurde basierend auf den Ergebnissen der Literaturrecherche ein Leitfaden für die SchülerInnen (vgl. Anlage 2) und PraxisanleiterInnen (vgl. Anlage 3) entwickelt. Um die notwendige Strukturierung für das Forschungsvorhaben vorzugeben und dennoch dem Grundprinzip der Offenheit gerecht zu werden, wurde der Leitfaden nach dem „SPSS" Vorgehen (Helfferich 2010), welches „Sammeln"; „Prüfen", „Sortieren" und „Subsumieren" beinhaltet, erstellt. Im ersten Schritt wurden alle interessanten Fragen gesammelt, die im Zusammenhang mit dem Forschungsgegenstand stehen. Im folgenden Schritt wurden die erstellten Fragen geprüft und reduziert. Im Anschluss fand ein Sortierungsprozess statt. Abschließend wurden die einzelnen Aspekte größeren Komplexen zugeordnet und Erzählaufforderungen generiert (vgl. Helfferich 2010, S. 182-185), sodass letztendlich vier übergeordnete Themenbereiche gebildet wurden:

- ➢ Erleben von Sterben und Tod von Patienten
- ➢ Versorgung des Leichnams
- ➢ Umgang mit der Situation
- ➢ Kontakt zu Angehörigen Sterbender/Verstorbener.

Beide Leitfäden beinhalten die übergeordneten Themenbereiche. Sie wurden allerdings sprachlich auf die jeweilige Zielgruppe angepasst. Vor dem eigentlichen Einsatz des Leitfadens, wurde diesem ein Pretest mit jeweils einem Auszubildenden und einem Praxisanleiter vorangestellt und der Leitfaden auf seine Eignung, Verständlichkeit und Handhabbarkeit geprüft. Da keine Modifikationen erforderlich waren, wurden die Interviews des Pretests in die Ergebnisauswertung miteinbezogen.

6.3.2 Feldzugang und Rekrutierung der TeilnehmerInnen

Zur Beantwortung der Forschungsfrage legte die Autorin vor der Rekrutierung Ein- bzw. Ausschlusskriterien für die InterviewteilnehmerInnen fest. In die Forschungsarbeit wurden ausschließlich Auszubildende des III. Ausbildungsjahres der Gesundheits- und Krankenpflege eingeschlossen. Diese Auswahl setzt voraus, dass die TeilnehmerInnen möglichst fortgeschritten innerhalb ihrer Ausbildung sind und Erfahrungen mit sterbenden oder toten Menschen im Rahmen ihrer praktischen Ausbildung gesammelt haben. Auszubildende ohne Erfahrungen in der pflegerischen Versorgung mit sterbenden und toten Patienten wurden von der Untersuchung ausgeschlossen. Die Limitierung der TeilnehmerInnen auf das dritte Ausbildungsjahr gewährleistet, dass die Lernenden die Volljährigkeit erreicht haben, sodass keine Einverständniserklärung von Erziehungsberechtigten erforderlich ist.

Auszubildende der Gesundheits-und Kinderkrankenpflege sowie der Altenpflege und Pflegehilfe werden nicht in die Befragung einbezogen, da in diesem Setting die Nähe der Forscherin zum Forschungsgegenstand nicht gegeben ist.

Die PraxisanleiterInnen mussten für den Einschluss in die Untersuchung über eine PraxisanleiterInnen - Qualifikation laut gültigem Krankenpflegegesetz verfügen. Voraussetzung dafür sind zwei Jahre Berufserfahrung und eine berufspädagogische Zusatzqualifikation im Umfang von mindestens 200 Stunden, die zur Berechtigung der Weiterbildungsbezeichnung „Praxisanleiterin" oder „Praxisanleiter" berechtigt (vgl. § 2 Abs. 1 KrPflAPrV). Die Autorin beschränkt die Auswahl der PraxisanleiterInnen bewusst auf diejenigen, die auf einer Palliativstation tätig sind oder tätig waren. Die Palliativstation stellt ein Setting dar, das sich ausschließlich auf das Lebensende von Menschen fokussiert und ausnahmslos Patienten begleitet „[...] deren schwere Erkrankung weit fortgeschritten ist, weiter fortschreitet und deren Lebenserwartung absehbar begrenzt ist" (Müller/Pfister 2014a, S. 11) und demzufolge höherfrequentiertes Sterbeaufkommen vorweist. Die Mitarbeiter von Palliativstationen haben sich dieses Arbeitsfeld bewusst ausgewählt, da sie in besonderer Weise für andere Menschen da sein wollen (vgl. Müller/Pfister 2014b, S. 13), sodass sich die Autorin von den PraxisanleiterInnen einer Palliativstation einen reflektierten und bewussten Umgang mit sterbenden und toten Menschen erwartet, der dazu beiträgt Handlungsempfehlungen für die Ausbildung abzuleiten.

Um den Kontakt zu den InterviewteilnehmerInnen herzustellen, kontaktierte die Autorin im Februar 2016 ein Krankenhaus der Maximalversorgung in Sachsen mit einer angegliederten Berufsfachschule, in der die Autorin bereits im Rahmen ihres Lehramtsstudiums ein Praktikum absolviert hatte und indem sie selbst als Gesundheits- und Krankenpflegerin in der Pflege tätig ist. Das Forschungsvorhaben wurde schriftlich eingereicht und durch den Vorstand der Klinik, den Personalrat, die Rechtsabteilung und alle involvierten Vorgesetzten geprüft und im März 2016 genehmigt. Danach stellte die Forscherin ihr Vorhaben persönlich der für die Ausbildung der Lernenden verantwortlichen Lehrkraft vor, die zukünftig als Gatekeeper zur Verfügung stand und die Forscherin bei der Kontaktherstellung und Raumorganisation unterstützte. Folgend wurde ein Termin vereinbart, indem die Forscherin zwei Klassen des dritten Ausbildungsjahres im Unterricht besuchte und ihr Forschungsvorhaben sowie den Interviewablauf mittels einer Präsentation vorstellte. Nach einer Bedenkzeit von zwei Unterrichtsstunden bekundeten vier Auszubildende ihr Interesse und hinterließen ihre Kontaktdaten.

Nach Rücksprache mit der verantwortlichen Stationsleitung wurden, die aufgrund der Einschlusskriterien in Frage kommenden PraxisanleiterInnen, ausfindig gemacht und von der Autorin per Email kontaktiert. Nach ausführlicher Information über das Forschungsvorhaben, meldeten sich vier PraxisanleiterInnen zurück. Die Forschungsarbeit stieß auf interessierte und hilfsbereite Teilnehmerinnen, die der Studie offen gegenüberstanden. Tabelle 2 und 3 bilden die detaillierte Zusammensetzung der Stichprobe ab.

Tabelle 2: Stichprobenzusammensetzung Auszubildende

Interviewcode	Alter	Geschlecht	Interviewdauer (min)
S1	21	weiblich	22:24
S2	20	weiblich	24:53
S3	24	weiblich	23:17
S4	21	männlich	15:05

Tabelle 3: Stichprobenzusammensetzung PraxisanleiterInnen

Interviewcode	Alter	Geschlecht	Berufserfahrung als PraxisanleiterIn	Interviewdauer (min)
P1	38	weiblich	> 10 Jahre	29:01
P2	32	männlich	< 1 Jahr	32:35
P3	29	männlich	1-3 Jahre	23:28
P4	42	weiblich	> 10 Jahre	40:36

Die Auszubildenden waren zum Zeitpunkt der Datenerhebung im Alter zwischen 21-24 Jahren und befanden sich alle im dritten Ausbildungsjahr der Gesundheits- und Krankenpflege. Drei der TeilnehmerInnen waren weiblich, einer männlich. Das Alter der PraxisanleiterInnen lag zwischen 29-42 Jahren. Das Geschlechterverhältnis war ausgewogen, sodass jeweils zwei männliche und weibliche PraxisanleiterInnen teilnahmen. Alle interviewten TeilnehmerInnen verfügten über eine Praxisanleiterweiterbildung gemäß KrPflG. Die Berufserfahrung als PraxisanleiterIn bewegte sich zwischen weniger als einem Jahr und über 10 Jahren. Aufgrund des begrenzten zeitlichen und personellen Rahmens dieser Arbeit erfolgte die Auswahl der StudienteilnehmerInnen nach dem Kriterium der Annehmlichkeit. Dies impliziert, dass die Forscherin unter den gegebenen Bedingungen, die TeilnehmerInnen in die Untersuchung einschloss, die am einfachsten zugänglich waren (vgl. Flick 2011, S. 166). Trotz umfassender Bemühungen der ForscherIn haben sich nicht mehr als die jeweils vier TeilnehmerInnen gemeldet. Die Gruppe der Auszubildenden erwies sich hinsichtlich ihres Alters und der beruflichen Erfahrungen als homogen, beinhaltet aber auch die männliche Geschlechtsperspektive. Eine breitere Vielfalt wird in der Gruppe der PraxisanleiterInnen ersichtlich. Diese weist hinsichtlich Alter, Geschlecht und der beruflichen Erfahrung als PraxisanleiterIn eine heterogene Zusammensetzung auf, sodass sie in ihren Merkmalen eine kontrastierte Gruppe abbildet. Dies wird dem Prinzip der Varianzmaximierung am ehesten gerecht (vgl. Misoch 2015, S. 196).

6.3.3 Durchführung der Interviews

Um die Forschungsfrage zu beantworten, wurden im April 2016 insgesamt acht episodische leitfadenorientierte Interviews durchgeführt. Davon fanden jeweils vier Interviews mit Auszubildenden der Gesundheits- und Krankenpflege aus dem dritten Lehr-
jahr und mit PraxisanleiterInnen einer Palliativstation statt.

Nach der freiwilligen Teilnahmebekundung der GesprächspartnerInnen an der Forschungsarbeit wurden diese von der Autorin telefonisch kontaktiert, um einen Ge-
sprächstermin zu vereinbaren. Zeitliche und örtliche Präferenzen der InterviewteilnehmerInnen wurden berücksichtigt, sodass deren Aufwand möglichst gering gehalten
wurde. Alle durchgeführten Interviews fanden außerhalb der Unterrichts- und Arbeitszeit der TeilnehmerInnen statt. Drei der Interviews mit den Auszubildenden wurden in
einem separaten Besprechungsraum des Krankenhauses durchgeführt, eines fand im
Besprechungsraum der Schule statt. Alle Interviews mit den PraxisanleiterInnen wurden auf ausdrücklichen Wunsch in deren privaten Räumlichkeiten durchgeführt. Die
Ungestörtheit konnte weitestgehend gewährleistet werden. Ein Interview wurde zwei-
malig durch das Klingeln eines Festnetztelefons der Teilnehmerin gestört. Die Interviews dauerten durchschnittlich 26 Minuten. Das kürzeste Interview dauerte 15 Minuten, das Längste 40 Minuten.

Direkt vor dem Interview wurden die Teilnehmerinnen nochmals über das Forschungsvorhaben, die Freiwilligkeit ihrer Teilnahme, die vertrauliche Behandlung ihrer persönlichen Daten sowie über die Möglichkeit des Interviewabbruchs, mündlich als auch
schriftlich, informiert. Die Zustimmung an der Teilnahme wurde in Form einer schriftlichen Einverständniserklärung (vgl. Anlage 4) von allen TeilnehmerInnen erteilt und
nachträglich nicht widerrufen. Des Weiteren wurde den InterviewteilnehmerInnen ein
Kurzfragebogen (vgl. Anlage 5; Anlage 6) ausgehändigt, welcher soziodemographische
Fragen beinhaltete. Dies verhindert, dass während des Interviews standardisierte Fragen, beispielsweise zur Vorbildung und dem Familienstand, abgefragt werden und der
Gesprächsfluss gestört wird (vgl. Flick 2011, S. 212).

Die Interviews wurden ausschließlich durch die Autorin selbst durchgeführt und auf
Tonband aufgezeichnet. Im Allgemeinen bestand während der Interviews eine ent-
spannte Atmosphäre. Die InterviewteilnehmerInnen waren aufgeschlossen und zugänglich. Nach Abschalten des Tonbandgerätes entwickelten sich häufig noch weiter-
gehende Gespräche mit den Auszubildenden und PraxisanleiterInnen, die zum Teil
sehr emotional berührt waren. Allen InterviewteilnehmerInnen wurde die Möglichkeit
einer Kontaktaufnahme bei weiterem Gesprächsbedarf angeboten, diese wurde jedoch
von keiner der TeilnehmerInnen in Anspruch genommen.

Nach den Interviews füllte die Forscherin ein Interviewprotokoll, ein sogenanntes Post-Skriptum (vgl. Anlage 7), aus. Es enthält formale Angaben zum Interview wie Datum, Code-Nr., Ort, Zeit und Dauer des Interviews. Zudem beinhaltet es Informationen zur Befindlichkeit der Erzählperson und des Interviewers. Des Weiteren diente es dazu, die Atmosphäre des Gespräches und eventuelle Nachgespräche und Besonderheiten zu erfassen. Die Dokumentation der genannten Kontextinformationen ist möglicherweise bei der späteren Auswertung von Bedeutung. Der Kurzfragebogen und das Postskriptum sind ursprünglich Bestandteile des problemzentrierten Interviews nach Witzel, können aber in andere Interviewformen übernommen werden (vgl. Flick 2011, S. 213).

6.4 Datenauswertung

Die Verschriftlichung der auf Tonband aufgezeichneten Interviews erfolgte mit Hilfe der Transkriptionssoftware f4transkript in Anlehnung an das Transkriptionssystem von Kuckartz et al. (2008) (vgl. Anlage 8). Mit Hilfe dieses Transkriptionssystem ist ein einfacher Zugang zum Gesprächsinhalt möglich, sodass der Fokus auf dem Inhalt der Redebeiträge liegt (vgl. Kuckartz et al. 2008, S. 27f.). Zudem gilt es als einfach und schnell erlernbar (vgl. Kuckartz 2010, S. 43). Um die Anonymität der StudienteilnehmerInnen zu gewährleisten liegt ein Ausschnitt aus jeweils einem Transkriptionsprotokoll eines Auszubildenden (vgl. Anlage 9) und eines Praxisanleiters (vgl. Anlage 10) den Anlagen bei, sodass die Vorgehensweise der Transkription nachvollziehbar ist.

Zur Auswertung qualitativer Daten stehen dem Forscher eine Vielzahl von Verfahren zur Verfügung, die mehr oder weniger strukturiert sind (vgl. Mayring 2002, S. 103; Mayer 2015, S. 274). Der Forscher muss sich dabei auf das gesammelte Datenmaterial einlassen und dieses in einem schöpferischen, kreativen und aktiven Prozess entschlüsseln. Ob der Forscher sich dabei festgelegter strukturierter Auswertungsverfahren bedient, abgewandelte Formen verwendet oder eigene Auswertungsverfahren kreiert, obliegt dem Forschenden. Es ist allerdings unerlässlich, dass er das verwendete Auswertungsverfahren konsequent und systematisch anwendet und sorgfältig beschreibt (vgl. Mayer 2015, S. 277f.).

Die Analyse der verschriftlichten Interviews erfolgte mittels des offenen Kodierens. Das offene Kodieren stellt den ersten von drei Analyseschritten[21] der Grounded Theory nach Strauss und Corbin dar. Die Grounded Theory „[...] ist eine gegenstandsverankerte Theorie, die induktiv aus der Untersuchung des Phänomens abgeleitet wird, welches sie abbildet." (Strauss/Corbin 1996, S. 7). Durch systematische Techniken und Analy-

---

[21] Im Anschluss an das offene Kodieren folgen die Arbeitsschritte des selektiven und axialen Kodierens. Diese wurden in der Datenauswertung dieser Arbeit nicht durchgeführt.

severfahren wird der Forschende befähigt eine Theorie zu entwickeln, die dem wissenschaftlichen Anspruch gerecht wird (vgl. ebd. S. 18). Das offene Kodieren stellt einen
analytischen Prozess „[...] des Aufbrechens, Untersuchens, Vergleichens, Konzeptuali-
sierens und Kategorisierens von Daten [dar]." (Strauss/Corbin 1996, S. 43; Anpassung
und Einfügung J.M). Dadurch werden Konzepte identifiziert und hinsichtlich ihrer Ei-
genschaften und Dimensionen entwickelt (vgl. Strauss/Corbin 1996, S. 54). Es ist ein
Prozess, der es ermöglicht die im Datenmaterial auftretenden Phänomene in Begriffe
zu fassen und zu konzeptualisieren (vgl. Strauss/Corbin 1990, S. 63). In Anbetracht
des Umfanges dieser Arbeit[22] ist es der Forscherin nicht möglich, alle drei Arten des
Kodierverfahrens durchzuführen. Zudem erhebt sie aufgrund des limitierten Umfanges
der Stichprobe nicht den Anspruch eine Theorie zu entwickeln. Dennoch erachtet sie
den analytischen Prozess des offenen Kodierens zur Analyse des Datenmaterials als
geeignet, da es eine strukturierte Auswertung am Text ermöglicht, die die Komplexität
des Datenmaterials erfasst und es in seiner erforderlichen Tiefe abbildet und dabei
dem wissenschaftlichen Anspruch gerecht wird.

Im ersten Schritt erfolgte eine intensive Analyse des Datenmaterials. Nach mehrmali-
gen Lesen der Transkripte, wurden diese zu Beginn einer Zeile-für-Zeile-Analyse unterzogen. Die folgenden Auswertungen der Interviewtranskripte wurden auf eine Satz-
bzw. Abschnittsweise-Analyse ausgedehnt. Für die Aufbrechung der Daten wurden
sogenannte W-Fragen an die inhaltstragenden Textstellen gestellt (Wer? Wann? Wo?
Was? Wie? Wieviel? Warum? Wozu? Womit?). Dieses Vorgehen sichert die theoretische Sensibilität, sodass Vorerfahrungen und Vorannahmen der Forscherin ausge-
blendet wurden und die Kreativität angeregt wurde. Die Antworten auf die gestellten
Fragen und alle methodischen und theoretischen Überlegungen zu den Texten wurden
in Form von Memos am Textrand festgehalten und im nächsten Arbeitsschritt in abstrakteren Bezeichnungen in Form von Kodes festgehalten. Wenn möglich, wurden die
verwendeten Worte der InterviewpartnerInnen in Form von „In-vivo-Kodes"[23] abgebildet. Die für die Fragestellung relevanten Phänomene, die im Datenmaterial entdeckt
wurden, synthetisierte die Autorin zu Subkategorien und ordnete diese abstrakteren
Kategorien zu (vgl. Strauss/Corbin 1996, S. 41-58).

Nach der beschriebenen Vorgehensweise wurde jedes der acht Interviews analysiert
und ein Kategoriensystem für die jeweilige Befragungsgruppe entwickelt. Die Katego-

---

[22] Für die Erstellung der Master-Arbeit ist ein Bearbeitungszeitraum von 16 Wochen festgelegt.
[23] „In-vivo-Kodes" „[...] sind Worte und Äußerungen, die von Informanten selbst verwendet werden, die so treffend sind, [...] (Strauss/Corbin 1996, S. 50) dass der Forscher auf sie aufmerk-
sam wird und sie als namensgebende Quelle für Kodes, Subkategorien und Kategorien verwendet.

riensysteme wurden mehrfach überarbeitet, wobei sich die Ratschläge der Erstbetreuerin als hilfreich erwiesen.

Nach Abschluss der Datenauswertung wurden die Ergebnisse im Sinne einer kommunikativen Validierung, in verschriftlichter Form jeweils einem interviewten Auszubildenden und einem Praxisanleiter zur Einsicht vorgelegt. Dies gewährleistet, dass der Dialog zwischen Forscher und Interviewten über die Datenerhebung hinaus bestehen bleibt und überprüft die Gültigkeit der Ergebnisse (vgl. Mayring 2002, S. 147).

6.5 Maßnahmen zur Qualitätssicherung im Forschungsprozess

6.5.1 Ethische Richtlinien

Um die Rechte von StudienteilnehmerInnen auch ethisch gewährleisten zu können, wurden im Belmont-Report (1978) drei primäre Grundsätze formuliert: Achtung vor der Menschenwürde, Gerechtigkeit und Nutzen bzw. Schadensfreiheit (vgl. Polit/Beck/Hungler 2004, S. 98), welche auch im Rahmen dieses Forschungsprojektes beachtet wurden.

Das Prinzip der Achtung der Menschenwürde umfasst das Recht auf Selbstbestimmung und Information. Die TeilnehmerInnen entschieden frei über ihre Teilnahme am Forschungsprojekt. Ihnen wurde mündlich als auch schriftlich versichert, dass ihnen bei Nichtteilnahme keine Benachteiligung entsteht. Zudem hatten sie jederzeit die Möglichkeit, „Fragen zu stellen, Informationen zu verweigern oder ihre Teilnahme zu beenden" (Polit/Beck/Hungler, S. 100). Alle StudienteilnehmerInnen erhielten bereits im Vorfeld umfassende Informationen zur geplanten Forschungsarbeit.

Das Prinzip der Gerechtigkeit beinhaltet die Wahrung der Anonymität sowie die vertrauliche Behandlung der TeilnehmerInnendaten. Die StudienteilnehmerInnen müssen sich sicher sein, dass alle anvertrauten Inhalte streng vertraulich behandelt werden (vgl. ebd., S. 103). Die Anonymität der TeilnehmeInnen wurden sichergestellt, indem jegliche Namen, Orte, genaue Zeiträume und Stationsbezeichnungen anonymisiert wurden, so dass kein Rückschluss auf die Quelle der Aussage möglich ist. Außerdem werden in dieser Arbeit nur Auszüge aus den Interviews abgebildet, sodass kein Rückschluss durch Abbildung des Gesamtzusammenhanges auf die TeilnehmerInnen möglich ist. Des Weiteren werden personenbezogene Kontaktdaten getrennt von den Interviewdaten und für Dritte unzugänglich aufbewahrt. Nach der Beendigung des Forschungsprojekts werden die Kontaktdaten der TeilnehmerInnen gelöscht. Die InterviewteilnehmerInnen wurden darüber im Vorfeld des Interviews, mündlich als auch schriftlich, aufgeklärt und es wurde ihr schriftliches Einverständnis eingeholt.

Das Prinzip des Nutzens und der Schadensfreiheit wird gewährleistet, indem den TeilnehmerInnen mündlich, als auch schriftlich, vor Interviewbeginn zugesichert wurde,
dass sie das Gespräch jederzeit abbrechen können und ihre Einwilligung jederzeit zurückziehen können. Zudem hinterließ die Forscherin ihre Kontaktdaten, sodass jederzeit die Möglichkeit einer Nachbesprechung bestand. Um die Schadensfreiheit der Mit-
arbeiterInnen der Institution zu gewährleisten, an der die Arbeit durchgeführt wurde,
erfolgte im Vorfeld der Durchführung eine Überprüfung durch den Personalrat, die
Rechtsabteilung sowie den Vorstand der Institution. Das geplante Forschungsanliegen
wurde ohne Bedenken genehmigt.

6.5.2 Realisierung qualitativer Gütekriterien

Aufgrund der Besonderheiten qualitativ-methodischen Vorgehens ist eine Übertragung
der klassischen Gütekriterien Objektivität, Reliabilität und Validität aus der quantitativen
Forschung nicht uneingeschränkt möglich, sodass sich eigene Qualitätskriterien her-
ausgebildet haben (vgl. Mayring 2002, S. 141; Misoch 2015, S. 131f.). Die Gütekriterien qualitativer Forschung nach Mayring (2002) werden im deutschsprachigen Raum
häufig zitiert (vgl. Mayer 2015, S. 114), sodass diese als Kriterien zur Qualitätssicherung dieser Arbeit zu Grunde gelegt werden:

- Verfahrensdokumentation
- Argumentative Interpretationsabsicherung
- Regelgeleitetheit
- Nähe zum Gegenstand
- Kommunikative Validierung
- Triangulation (vgl. Mayring 2002, S. 144-148).

Im Rahmen der Verfahrensdokumentation wurde der gesamte Forschungsprozess im
Vorfeld genau geplant und in seiner Durchführung detailliert beschrieben. Neben der
Offenlegung der Durchführung und Auswertung der Datenerhebung wird auch das
Vorverständnis der Forscherin transparent dargelegt, sodass deren Interpretationen
und Deutungen nachempfunden werden können.
Der Regelgeleitetheit wird das Forschungsprojekt in mehrfacher Hinsicht gerecht. Der
konstruierte Leitfaden wurde hinsichtlich seiner Verständlichkeit und Eignung in einem
Pretest erprobt. Zudem wurden die Interviews nur durch die Forscherin selbst durchgeführt, sodass die Gesprächsführung stets unter den gleichen Voraussetzungen stattfand und eine Vergleichbarkeit der Ergebnisse erhöht. Die Auswertung der Interviews
erfolgte nach dem offenen Codieren nach Corbin und Strauss, dies stellt ein systemati-

sches Analyseverfahren dar (vgl. Strauss/Corbin 1996, S. 18), dessen einzelne Vorgehensschritte transparent und nachvollziehbar dargelegt wurden.

Die Nähe zum Forschungsgegenstand wird im Rahmen des Forschungsprojektes dadurch gewahrt, indem sich die Forscherin in das natürliche Lebensfeld der StudienteilnehmerInnen begab. Zudem ist der Forscherin die Lebenswelt der Beforschten durch ihre berufliche Biographie bekannt, sodass die größtmögliche Nähe zum Untersuchungsgegenstand vorhanden ist.

Im Rahmen der kommunikativen Validierung legte die Forscherin nach Abschluss der Ergebnisauswertung die verschriftlichten Untersuchungsergebnisse sowie mögliche Interpretationen jeweils einem Beforschten der Zielgruppe vor. Die ermittelten Ergebnisse wurden durch diese bestätigt. Dieses Vorgehen sichert, dass sich die InterviewteilnehmerInnen in den Analyseergebnissen wiederfinden und überprüft deren Gültigkeit. Zudem trägt es zur Nähe des Gegenstandes bei, da es die StudienteilnehmerInnen als denkende Subjekte versteht.

Dem Gütekriterium der Triangulation wird die Forscherin in Form einer methodeninternen Triangulation gerecht. Das durchgeführte episodische Interview strebt durch die unterschiedlich gewählten Fragetypen die Gewinnung verschiedener Datensorten an (vgl. Flick 2008, S. 36). Zudem erfüllt die Forschungsarbeit das Kriterium der Datentriangulation, indem sie das Phänomen Sterben und Tod in der praktischen Gesundheits und Krankenpflegeausbildung bei zwei verschiedenen Personengruppen untersucht und mehrperspektivisch erfasst (vgl. Flick 2008, S. 13).

7 Ergebnisdarstellung

In Bezug auf die eingangs gestellte Forschungsfrage kristallisierten sich bei den Auszubildenden acht Hauptkategorien mit bis zu fünf Unterkategorien heraus. Im Bereich der PraxisanleiterInnen ergaben sich infolge der Analyse sechs Hauptkategorien mit zwei bis vier Subkategorien. Eine Übersicht der Kategoriensysteme mit entsprechenden Ankerbeispielen liegt den Anlagen bei (vgl. Anlage 11, Anlage 12). Die ermittelten Kategoriensysteme der Auszubildenden und der PraxisanleiterInnen werden im folgenden Teil der Arbeit umfassend dargelegt. Dabei werden die Hauptkategorien mit ihren dazugehörigen Subkategorien durch entsprechende Textpassagen belegt.

7.1 Ergebnisdarstellung Auszubildende

7.1.1 Ins kalte Wasser geworfen werden

Die Kategorie „Ins kalte Wasser geworfen werden" beinhaltet einerseits die bestehenden Vorerfahrungen der Lernenden. Zum anderen wird die persönliche Vorbereitung auf sterbende und tote Patienten thematisiert.

Alle der interviewten Auszubildenden gaben an innerhalb ihrer praktischen Gesundheits- und Krankenpflegeausbildung zum ersten Mal bewusst mit sterbenden und toten Menschen in Kontakt gekommen zu sein:

> „Ja ansonsten so richtig verstorbene Menschen habe ich eben erst hier im Krankenhaus gesehen, auch in der Ausbildung." (S3, Z. 19-20)

Zwei der Auszubildenden wurden direkt in ihren ersten praktischen Einsatz mit dem Tod eines Patienten konfrontiert:

> „Also, meine allerallerallererste Begegnung hatte ich also vor der Ausbildung noch gar nicht sozusagen und in meinem allerersten Einsatz in der Chirurgie an meinem ersten Wochenende habe ich dann sozusagen jemanden tot im Bett gefunden." (S1, Z.10-12)

Die Lernenden fühlen sich seitens der theoretischen Ausbildung nur ungenügend auf die Konfrontation mit Sterbenden und Toten vorbereitet. Der Zeitpunkt der Thematisierung im theoretischen Unterricht wird von den Auszubildenden als zu spät empfunden.

> „In der theoretischen Ausbildung haben wir, finde ich für mich, das ziemlich spät erst behandelt als Thema. Obwohl es eigentlich angleich / Wie ich schon gesagt habe, in meinen ersten Einsatz hätte ich das gebraucht." (S2, Z. 56-58)

> „Weil man wird nicht darauf vorbereitet. Man wird halt dort hinein geworfen in eine Situation." (S2, Z. 46-47)

7.1.2 Einflussfaktoren auf das Erleben von Sterben und Tod

Die zweite eruierte Kategorie beinhaltet alle Einflussfaktoren, die das Erleben von Sterben und Tod der Lernenden beeinflussen. Das Erleben von Sterben und Tod ist von den Begleitumständen des Todes abhängig. Diese beeinflussenden Elemente werden durch die Subkategorien Einflussfaktoren durch den Patienten, den individuellen Einflussfaktoren des Lernenden sowie die Rahmenbedingungen abgebildet.

Einflussfaktoren durch den Patienten

Das Erleben des Todes wird von verschiedenen Einflussfaktoren seitens des Patienten beeinflusst. Der Tod von jungen Patienten berührte die Lernenden besonders stark:

> *„Der Tod und das ist immer im Krankenhaus so ältere Patienten, schwerkranke Patienten, aber wenn es dann halt schon Kinder sind, die weiß ich nicht, noch gar nicht ihr Leben irgendwo richtig begonnen haben." (S2, Z. 36-39)*

Zudem war der unerwartete Tod von Patienten, zu denen die Auszubildenden eine Beziehung aufgebaut hatten, besonders schmerzlich:

> *„[...] das war glaube auch die erste Patientin mit der ich mich wirklich gut verstanden habe. Keiner kam mit der auf Station zu recht und (..) dann (..) irgendwann stand sie halt nicht mehr auf dem Stationsplan. Da war ich glaube drei Tage nicht da und da habe ich gefragt, was mit der passiert ist und dann ist sie halt am selben Abend noch /. Pankreaskopf-CA war das glaub ich. Tumordurchbruch und irgendwie eine halbe Stunde nach meinem Spätdienst ist sie auf die ITS gegangen und ja (..) und war dann halt (..)/. Ja das war dann schon /. Also das hätte ich nie gedacht, dass ich so krass irgendwie daran vorbei /. Weil ich hab sie am Abend noch zu Bett gebracht. Bin dann Heim gegangen und zu dem Zeitpunkt ist sie dann zwei Stunden später auf ITS verstorben." (S4, Z. 23-32)*

Auch die zum Patienten gehörigen Angehörigen üben einen Einfluss auf das Erleben des Todes von Patienten aus. Das miterlebte Leid sowie das Hinterlassen von jungen Kindern berührte eine Interviewteilnehmerin besonders:

> *„Das erste war eine relativ junge Frau, die hatte noch relativ junge Kinder. Ich glaube die Jüngste war gerade erst fünf oder sechs und da war der Sohn bei ihr als sie gestorben ist. Der keine Ahnung war 15 glaub ich. Und das hat mich schon ganz schön mitgenommen. Vor allem als ich so, ich war im Flur und der Sohn war gerade bei ihr und hat dann ganz laut angefangen zu weinen und man hat das halt durch die ganze Station gehört. Das hat mich halt so berührt oder mich selber auch so traurig gemacht, dass er gerade so leidet. Ja ich glaube das ist auch für mich viel schwerer auszuhalten, wenn Angehörige halt so traurig sind." (S3, Z. 63-71)*

Individuelle Einflussfaktoren durch die Lernenden

Neben dem Patienten wird das Erleben der Situation auch durch individuelle Einflussfaktoren der Lernenden selbst beeinflusst. Die familiären Vorerfahrungen und das persönliche Befinden der Auszubildenden werden als individuelle Einflussfaktoren identifiziert:

> *„Ja (..) und ich denke es ist auch immer von Vorteil, wenn man das schon mal so in der Familie erlebt hat. Also es ist nicht schön und das ist wahrscheinlich auch das Schlimmste, was einem passieren kann. Aber in dem Moment, wenn ein Patient stirbt, dann weiß man am besten, was die Angehörigen in dem Moment empfinden. Und wenn man das nachvollziehen kann, ich finde dann hat man einen ganz großen Schritt schon getan, um da sich richtig zu verhalten. Also ein Richtig gibt es nicht, aber sich so zu verhalten, wie man es sich halt selber wünscht." (S2, Z. 73-80)*

„Ich hatte irgendwie schon so einen schlechten Tag und in der Nacht, als die Patientin gestorben ist, das war für mich wirklich schwer." (S2, Z- 97-98)

Rahmenbedingungen

Auch die Rahmenbedingungen im Kontext der Versorgung eines sterbenden oder toten Patienten üben einen Einfluss auf das situative Erleben der Auszubildenden aus. Der stationäre Personalmangel führt dazu, dass die Teilnahme der Lernenden bei der Versorgung toter Patienten vorausgesetzt wird:

„Gerade aber auch auf der Gynäkologie sind die so personell unterbesetzt, da musste ich diese ganzen Geburten einfach mitmachen. Da gab es dann auch gar nicht/ "Wir haben jetzt Personalmangel, da musst du jetzt einfach auch mit ran." (S1, Z. 198-200)

Infolge des Personalmangels kann die emotionale Betreuung der SchülerInnen nicht immer gewährleistet werden. Eine Interviewpartnerin beschreibt, dass sie aufgrund der personellen Unterbesetzung andere SchülerInnen emotional auffangen musste, weil keine zeitlichen Ressourcen des Fachpersonals vorhanden waren:

„Weil irgendwie kann es ja auch nicht sein, dass dann die Schüler die Schüler trösten, das ist ja eigentlich auch nicht Sinn und Zweck der Sache. Und auf Station ist das einfach meistens nicht möglich, weil einfach keine Zeit dafür ist. Es ist leider so. Manche würden sich die Zeit bestimmt nehmen, aber es geht einfach nicht." (S1, Z. 258-261)

7.1.3 Postmortale Pflege

Die dritte Kategorie beschreibt die Erfahrungen der Auszubildenden bei der postmortalen Pflege des Verstorbenen. Dies beinhaltet einerseits die Wahrnehmung des Leichnams. Zum anderen wird im Rahmen dieser Kategorie die pflegerische Versorgung eines toten Patienten sowie das Ritualerleben durch die Auszubildenden abgebildet.

Wahrnehmung des Leichnams

Die Subkategorie der Wahrnehmung des Leichnams beschreibt die Eindrücke der Lernenden, die sie beim optischen Anblick eines toten Patienten empfinden.

Der Anblick eines toten Patienten mit seinen optischen Veränderungen wird von den Lernenden als ungewohnt wahrgenommen. Eine Lernende zieht den Vergleich zu einer Wachsfigur.

„Die sahen meistens so aus wie so Wachsfiguren." (S3, Z 114)

„Und es war schon erstmal ein bisschen komisch, weil ich wusste okay gleich geh ich in das Zimmer rein und das ist der erste verstorbene Mensch den ich sehen werde. Und dann war ich da drin und dann weiß nicht so ein Verstorbener, der war halt wirklich ganz gelb und hatte so ganz eingefallene Wangen und hatte einen offenen Mund und das war schon (..) erstmal komisch." (S3, Z. 42-47)

Eine andere Interviewteilnehmerin stellte keine optischen Veränderungen zwischen dem lebenden und toten Patienten fest, sodass sie den Tod als solchen nicht wahrnahm:

*„[...] dann lag der da schon einfach da und sah aus als hätte er geschlafen und dachte ich
mir okay er schläft ja noch so nach dem Mittag." (S1 Z. 16-17)*

Zurechtmachen des Leichnams

Die Subkategorie des Zurechtmachens des Leichnams beschreibt die Maßnahmen der
pflegerischen Versorgung sowie den Umgang mit dem toten Patienten. Im Allgemeinen
werden die Lernenden nur selten direkt an der pflegerischen Versorgung eines toten
Patienten beteiligt:

> *„Also wir haben jetzt nicht direkt, sozusagen bis auf die eine Dame im Pflegeheim hab ich
> die mit zurechtgemacht aber bei den anderen hab ich das nie so mitbekommen." (S1, Z.
> 140-142)*

Wenn sie an der postmortalen Pflege teilhaben dürfen, nehmen sie diese als ange-
nehm und faszinierend wahr und erachten es als eine besondere Aufgabe, dem Toten
den letzten pflegerischen Dienst zu erweisen:

> *„Es war eigentlich ein schönes Erlebnis muss ich sagen. Das war hier das erste Mal auch.
> Das war eigentlich sehr angenehm nochmal wieder die letzte (..) Reise irgendwie schön zu
> machen." (S4, Z. 66-68)*

Nach dem Tod eines Patienten bemühten sich die Lernenden um eine angenehme
Raumatmosphäre. Sie öffneten das Fenster und entfernten medizinische Geräte sowie
vorhandene Zugänge am Patienten. Der Leichnam wurde in einigen Fällen noch einmal gewaschen und mit frischer Kleidung versorgt, gebettet und gelagert. Die Auszubildenden legten Wert auf ein friedliches und sauberes Erscheinungsbild des Toten.
Alle InterviewpartnerInnen thematisierten den Vorgang des Haarekämmens bei der
Durchführung der postmortalen Pflege:

> *„und dann haben wir das Zimmer ein bisschen schön aufgeräumt, nochmal gelüftet. Ein
> bisschen Sonne rein gelassen und ja haben der Patientin nochmal etwas Schönes angezo-
> gen. Ich glaube ein bisschen Blut war noch am Arm. Alles nochmal ein bisschen hübsch
> gemacht. Die Haare nochmal schön gekämmt. Genau und dann halt das Bett so ein biss-
> chen in Schräglage /. Schön zugedeckt nochmal. Ein frischer Bezug. Ja eine schöne Bluse
> nochmal angezogen." (S4, Z. 90-96)*

Zwei der Auszubildenden nutzten die Möglichkeit sich noch einmal bewusst von dem
toten Patienten zu verabschieden, um selbst einen Abschluss zu finden und den Patienten in friedlicher Erinnerung zu behalten:

> *„Also ich wollte das halt selbst nochmal. Ich wollte selbst nochmal zu der Patientin halt hin-
> gehen. Also klar hat man sie noch so lebend gesehen, aber sich quälen halt gesehen. Und
> ich wollte es für mich einfach nochmal so einen Abschluss, weil ich wusste, dass es für mich
> das Beste ist, wenn ich sie so friedlich sehe. Wenn nochmal alles schön ist und das ganze
> Medizinische drum herum halt weg ist. Und dann habe ich halt gefragt, ob ich nochmal rein-
> gehen kann." (S2, 101-107)*

Ritualerleben

Im Rahmen der postmortalen Pflege kommen die Auszubildenden auch mit unterschiedlichen Ritualen in Berührung. Die Durchführung ist abhängig vom jeweiligen sta-

tionären Einsatz und der Pflegekraft, mit der sie die postmortale Pflege durchführen. Mehrere InterviewpartnerInnen benennen die Öffnung des Fensters als Ritual. Eine Auszubildende begründet dieses Vorgehen mit der Befreiung der Seele des Verstorbenen:

> „[...] und dann ist sie auch eingeschlafen und dann haben wir auch das Fenster geöffnet, dass halt sozusagen die Seele raus kann." (S1, Z.46-47)

Weitere Rituale sind das Entzünden von Kerzen, sowie das Auflegen von Blumen. Die Durchführung der Rituale wird positiv erlebt und als Wiedergutmachung für den Tod empfunden:

> „Und dann haben wir noch eine Blume hingelegt. Das fand ich so/. Also das war nochmal dieses wiedergutmachen von dem Ganzen." (S2, Z. 162-163)

> „Also wir haben, was ich sehr schön fand, das war auch auf der Gynäkologie noch. Wir haben halt alles raus und hatten dann noch eine Kerze angezündet. Das fand ich sehr schön." (S2. 155-157)

7.1.4 Extremsituationen

Die folgende Kategorie „Extremsituationen" beschreibt Ausnahmesituationen, die die Lernenden im Umgang mit sterbenden und toten Patienten im Rahmen ihrer praktischen Ausbildung erlebt haben und die sie an die Grenzen ihrer Handlungsfähigkeit geführt haben.

Das Allerschlimmste

Zwei der InterviewteilnehmerInnen beschreiben die Betreuung von Fehlgeburten im Rahmen ihres gynäkologischen Praxiseinsatzes als das Allerschlimmste, was sie im Kontext von Sterben und Tod erlebt haben. Zum einen können die Auszubildenden den Tod des ungeborenen Lebens nicht greifen, da das Leben noch nicht begonnen hat und unversehrt erscheint. Zum anderen erfahren sie die Paradoxie, dass ungeborenes Leben bewusst getötet wird:

> „Ja aber das Allerschlimmste waren eigentlich die ganzen Aborte die ich auf der Gynäkologie mit betreut habe." (S1, Z. 77-78)

> „Der Tod und das ist immer im Krankenhaus so ältere Patienten, schwerkranke Patienten, aber wenn es dann halt schon Kinder sind, die weiß ich nicht, noch gar nicht ihr Leben irgendwo richtig begonnen haben und die weiß nicht, die wirklich Wunschkinder waren und die dann einfach verloren gehen. Also das war für mich total schlimm und auch beeindruckend und auch so der Umgang damit, wie stark die Mütter und die Eltern da sein mussten. Da haben mir teilweise wirklich so die Worte gefehlt. Man kann nichts sagen, was das relativieren kann. Gerade wenn es so ein Wunschkind ist. Und ja im nächsten Zimmer ist dann wieder, wo ein Kind nicht erwünscht ist und das wird halt weggemacht. Gleich danach geht man in ein Zimmer, wo es gerade eigentlich verloren ging und alle tottraurig darüber sind. Das war also wirklich Gänsehaut." (S2, Z. 36-46)

Eine der Interviewpartnerinnen musste selbst eine Fehlgeburt mitbetreuen und über-
nahm das Durchtrennen der Nabelschnur:

> *„Der ganz krasse Fall war einfach wir haben früh Übergabe gehabt und auf einmal kam so
> ein richtig lauter Schrei aus einem Patientenzimmer und wir sind da rein und da war eine
> jüngere Frau, die saß auf Toilette und der ihr Kind war ins Klo gefallen. Also die hatte, der
> ihr Muttermund war sozusagen noch geschlossen, so war es zumindest noch in der Über-
> gabe und (..) ja dann hatte die aber so ein Gefühl als müsste sie auf Toilette und ist halt
> aufgestanden, obwohl sie eigentlich absolute Bettruhe hatte und ist alleine aufs Klo und da-
> bei hat sie gepresst und da ist sozusagen alles aufgegangen und das Kind ist reingefallen.
> Das hat man auch gar nicht mehr als Kind sehen können. Das war einfach nur noch ein
> Haufen Matsch und da musste ich auch die Nabelschnur durchschneiden mit und die Frau
> noch nebenbei beruhigen und ich war ja selbst total aufgeregt. Ich wusste ja gar nicht wie
> ich damit umgehen soll. Das fand ich schon mit am Schlimmsten so von allen Sachen, die
> ich bisher erlebt habe." (Z. 80-92)*

Der Tote als Objekt

Situationen die von den Auszubildenden als würdelos erachtet wurden, belasteten die
SchülerInnen nachhaltig. Eine Schülerin beschreibt den brutalen Umgang mit einem
Leichnam, der ihre eigenen Erwartungen, an die pflegerische Versorgung eines Toten,
enttäuschte:

> *„Der Mensch wurde wirklich nur noch als Körper behandelt und das fand ich ganz schlimm.
> Und ja wir haben halt alles abgemacht was war. Also alle Infusionsleitungen und aufge-
> räumt. Ich weiß gar nicht. Die Patientin, sie hat sogar das Krankenhaushemdchen halt an-
> behalten. Das war, weiß ich nicht. Dann wurde das Bettlaken hochgezerrt. Das war nicht
> mal so einfach rüber. Also es war, ich fand es so brutal einfach. Also nicht dieses (..), was
> man eigentlich sich so wünscht. Dieses Würdevolle war halt gar nicht da." (S2, 144-150)*

Eine andere Schülerin beschreibt, wie sich das Fachpersonal des Altenpflegeheimes
seiner Fürsorge gegenüber der sterbenden Patientin entzieht. Die Lernende wird vor-
sätzlich zur alleinigen Auffindung der Toten geschickt:

> *„Und dann hatten wir auch so das negativ Beispiel, dass dann auch so eine ältere Dame im
> Sterben lag eine Woche später und dann hieß es immer so: „Ja geh mal rein, gucken, ob
> sie schon tot ist." So nach dem Motto: „Die vegetiert da vor sich hin". Da hat sich kein
> Schwein drum gekümmert. Dann hab ich sie halt auch wieder so vorgefunden gehabt. Es
> war während der Übergabe sollte ich (lacht) dann nochmal losgehen und gucken, ob sie
> jetzt schon gestorben ist. Das fand ich ein bisschen (...) naja. Ja (...) das war das im Pflege-
> heim." (S1, Z. 52-58)*

7.1.5 Reaktionen auf Sterben und Tod

Die Kategorie „Reaktionen auf Sterben und Tod" beschreibt in ihren Subkategorien die
Emotionen, den Umgang und die entsprechenden Verhaltensweisen der Auszubildenden nach der Konfrontation mit einem sterbenden oder toten Patienten.

Gefühle im Angesicht des Todes

Das Sterben und der Tod eines Patienten berührt die Lernenden und ruft unterschiedliche Emotionen hervor. Aufgrund ihrer Unerfahrenheit werden die Auszubildenden mit
einer Vielzahl neuer Eindrücke konfrontiert, die bei ihnen zu innerer Aufregung führen:

„Und ich war auch so aufgeregt, also nicht aufgeregt in dem Sinne, dass ich etwas falsch machen konnte aber einfach die ganze Situation, weil es ist einfach so viel in diesem Moment war." (S2, Z. 133-135)

Die Konfrontation mit einem sterbenden oder toten Menschen löst bei den SchülerInnen das Gefühl von Überforderung aus. Sie fühlen sich unvorbereitet und wissen nicht, wie sie sich verhalten sollen oder was sie in der Situation sagen können. In erster Linie müssen sie die Situation erst einmal für sich selbst fassen, um handlungsfähig zu bleiben:

„Deswegen ich wusste ja gar nicht, wie ich damit umgehen soll. Man hatte es ja auch jetzt noch nicht in der Schule behandelt und man ist halt erstmal total überfordert und aufgeregt so." (S1, Z. 108-110)

Des Weiteren löst die Konfrontation mit dem Tod Angst vor Selbstbetroffenheit bei den Auszubildenden aus. Infolge der vermehrten Aborterfahrungen im Rahmen ihres gynäkologischen Einsatzes entwickelte die Lernende Ängste, zukünftig selbst betroffen zu sein:

„Also wenn ich mir immer vorstelle wenn ich vielleicht mal schwanger bin und hab dasselbe Problem. Die sagen zwar immer das ist nur 10 Prozent aller Schwangerschaften aber wie schnell kann man ja auch mal zu den 10 Prozent gehören. Das schreckt schon ziemlich ab." (S1, Z. 133-137)

Beim Tod eines Patienten empfinden die Lernenden Gefühle von Trauer. Er ruft bei ihnen auch sichtbare emotionale Reaktionen in Form von Tränen hervor:

„[...] und in der Nacht, als die Patientin gestorben ist, das war für mich wirklich schwer. Da sind mir auch so die Tränen gleich gekommen." (S2, Z. 97-99)

Neben den Gefühlen von Aufregung, Überforderung und Trauer erleben die SchülerInnen beim Tod eines Patienten auch positive Emotionen. Die Begleitung eines sterbenden Patienten sowie die Versorgung eines Toten erachten die Lernenden als Privileg:

„Kriegt glaub ich auch nicht jeder die Chance dazu. Ich bin auch glaube ich die einzige in der Klasse die das so/ Deswegen gibt es da auch nicht so viele, die sich da gemeldet haben, weil es hat auch keiner so erlebt wie ich jetzt so." (S1, Z. 288-291)

Wegstecken

Die Subkategorie „Wegstecken" zeigt den verborgenen Umgang der Lernenden mit dem Tod eines Patienten. Einige der Lernenden beschrieben im Interview, dass sie das Privatleben gut vom Beruf trennen können. Sie gaben an, den Tod eines Patienten gut zu verarbeiten, was sie auf ihre bewusste emotionale Distanzierung zurückführen:

„Aber ich war jetzt nicht so, dass ich gesagt habe, ich bin da jetzt zusammengebrochen. Ich steck das eigentlich ganz gut weg. Ich lass das jetzt nicht so an mich rankommen." (S1, Z. 110-112).

„Naja ich sehe das eigentlich immer relativ rational muss ich sagen. Weiß ich nicht, ob ich das intuitiv mache, dass ich da nicht so viele Sachen an mich heranlasse oder aber (..) ich

versuche die Leute so ein bisschen zu begleiten, aber es distanziert zu sehen. (..) Es ist jetzt nicht so, dass ich mich in Sachen reinsteigere eigentlich." (S4, Z. 50-53)

Die Lernenden betonen aber auch, dass jeder anders mit dem Tod eines Patienten umgeht und seine persönliche Bewältigungsstrategie finden muss:

> *„Es muss halt irgendwie jeder für sich selber wissen, was einem da gut tut oder da hilft." (S3, Z. 157-158)*

Loswerden

Die Subkategorie „Loswerden" beschreibt die Reaktion der Lernenden, die ihnen helfen sich von den Erlebnissen mit sterbenden und toten Menschen zu befreien. Eine Möglichkeit stellt die Kommunikation mit anderen Personen dar, durch die sie selbst Entlastung erfahren:

> *„[...] und dieses ich kann es noch jemanden sagen und ich kann noch mit jemanden meine Last teilen, dann ist das wirklich viel wert." (S2, Z. 188-189)*

Für den kommunikativen Austausch werden verschiedene Personengruppen bevorzugt. Als zeitnahe Kommunikationsmöglichkeit wählen die Lernenden Pflegekräfte, die an der Erfahrung beteiligt waren:

> *„Man möchte es vielleicht in dem Moment loswerden. In dem Moment mit der Krankenschwester mit der man Dienst hat besprechen." (S2, Z. 66-68)*

Die Familie und Freunde fungieren als spätere Kommunikationsmöglichkeiten. Diesen wird ein Vertrauensverhältnis zugesprochen und sie geben den Lernenden die gewünschte Aufmerksamkeit und Ratschläge. Zudem lösen die Erfahrungen bei Außenstehenden ohne Erfahrungen im Gesundheitssystem eine größere emotionale Betroffenheit und Mitgefühl aus:

> *„Also bei der jungen Patientin mit den Kindern da ist es mir echt auch schwergefallen und da (...) ja doch da habe ich dann schon viel auch so mit Freunden darüber geredet. Na es hat schon geholfen, wenn ich einfach irgendwie gesagt habe: „Ja heute ist meine Patientin gestorben und das war ganz schön traurig." Ich glaube im Klinikum da ist es halt schon ein bisschen Alltag und es ist halt so nichts Besonderes mehr. Also wenn ich es Angehörigen, also meinen Geschwistern das erzähle oder meinen Freunden dann gehen die noch viel mehr mit und können viel mehr sagen: „Oh das ist ja schlimm und was ist dann passiert?" und so. Und ich glaube dieses Besorgte das fehlt schon noch so ein bisschen im Krankenhaus. Ja das man da auch so ein bisschen emotional dabei ist." (S3, Z. 132-141)*

Im Gegensatz dazu, bevorzugt eine Schülerin den Austausch mit befreundeten Klassenkameraden, da diese die Situation besser nachvollziehen kann, als medizinisch unbedarfte Personen:

> *„Also ich habe jetzt ein ziemlich gutes Familienverhältnis, also so zu meinen Eltern. Das könnte ich auch super loswerden dort, wenn ich es wollen würde. Aber meist sind es halt so die Freunde aus der Ausbildung, die so ein bisschen zu denen man einen Draht hat. Weil die verstehen es am besten und die können da auch am besten denk ich mit umgehen und da einen Rat haben, so einen persönlichen Rat." (S2, Z. 68-73)*

Zudem versuchen sich die Auszubildenden bewusst abzulenken, indem sie Musik hören oder spazieren gehen:

[...] und so viel spazieren gehen. Also so frische Luft einfach. Ich bin dann abends auch einfach eine Runde noch, eine halbe Stunde draußen rumgelaufen. Gerade an so Tagen, wo das jetzt besonders krass war. Da bin ich halt nicht gleich hier eingestiegen in der Klinik mit dem Bus, sondern bin erst noch über die Brücke gelaufen und habe dann nochmal eine Viertelstunde so für mich gehabt, um nochmal darüber nachzudenken und auch so viel Musik hören verarbeitet auch ganz gut. Das lenkt auch ab. (S1, Z. 210-215)

Mit nach Hause nehmen

Trotz verschiedener Kompensationsmechanismen bleiben die Erinnerungen an die Erfahrungen mit sterbenden und toten Menschen den Lernenden im Gedächtnis. Eine berufliche und private Trennung gelingt den Lernenden nicht immer, sodass sie die Erlebnisse auch außerhalb ihrer Arbeitszeit belasten und daran erinnert werden:

„Aber ich denke das kann man nicht einfach da abschließen. Also ich finde das nimmt man ja teilweiße auch mit nach Hause, wenn man dann eine Schwangere sieht. Das kommt ja immer wieder. Das war für mich sehr (..) beeindruckend und auch schlimm, also so, dass man das so einfach erlebt." (S2, Z. 48-52)

Eine Lernende beschreibt, dass sie noch alle toten Patienten bildlich vor sich sieht, die sie in ihrer Ausbildung betreut hat:

„Also ich muss auch sagen ich sehe bis heute noch alle Toten auch so vor mir. Also ich habe mir die Gesichter auch einfach eingeprägt. Manchmal in einen stillen Moment da denkt man auch einfach daran. Man vergisst das nicht. Ich weiß noch genau wie jeder davon aussah. Also, (..) auch bei den älteren Damen in Pflegeheim man erinnert sich dann irgendwie daran und die anderen sind dann halt nicht mehr so, wo man sagt: "Wer war denn der Patient?". Das weiß man dann einfach nicht mehr." (S1, Z. 281-287)

Besondere Pflege

Die Lernenden gehen auf die Bedürfnisse des sterbenden Patienten ein und lassen ihm eine besonders gute, fürsorgliche Pflege zukommen:

„Und die habe ich dann über eine ganz lange Zeit betreut. Das war auch irgendwie so (..) na fast schon so wie so eine Bezugspflege. Die hat sich auch nur von mir waschen lassen. Wir haben das alles so Stück für Stück dann, sag ich mal, wieder für sie schmackhaft gemacht." (S1, Z. 62-65)

Die Durchführung der bestmöglichen Pflege gibt den Lernenden das Gefühl, alles in ihrer Macht stehende für den Patienten getan zu haben. Dies erleichtert ihnen den Umgang mit der Situation:

„Ich konnte für mich halt sagen, ich habe sie bestmöglich betreut. Ich hab sie bestmöglich auf den Weg dorthin gebracht und ich war DA. Und wäre ich nicht dagewesen, glaube ich, dann weiß ich nicht wäre sie zum Beispiel dann im Frühdienst gestorben, wäre es dann ein ganz anderes Gefühl gewesen. Aber so konnte ich halt /. Ich war immer aller zehn Minuten drin und genau in den zehn Minuten als ich halt nicht drin war ist sie gestorben. Dann wusste ich, okay sie wollte alleine sein. Und das war für mich dann auch so ein Abschluss, wo ich gesagt habe: „Gut, mehr brauchtest du nicht machen." (S2, Z. 180-187)

7.1.6 Teamerleben

Die Kategorie „Teamerleben" beschreibt, wie die Auszubildenden examinierte Pflegekräfte und andere Mitglieder des multiprofessionellen Teams im Rahmen der pflegerischen Versorgung von sterbenden und toten Menschen wahrnehmen.

Positive Vorbilder

Innerhalb des Teams haben die Lernenden verschiedene Erfahrungen der Zugehörig-
keit gemacht. Das direkte Ansprechen der Sterbesituation und die Offenheit für kommunikative Auseinandersetzungen stellten eine Ausnahme dar, die sie positiv beein-
druckte:

> „Also wirklich angesprochen wurde eigentlich erst hier das erste Mal. So der Umgang dann.
> Also als ich hergekommen bin. Nach dem Versterben einen Toten halt auch zu betten
> nochmal, ob ich da daran teilnehmen will und auch die Stationsschwester hat auch mit mir
> gesprochen am Anfang, auch der Praxisanleiter, dass ich halt immer gleich kommen soll
> wenn etwas ist. Das war bei anderen Stationen nicht. Also ja. Ich hätte wahrscheinlich /. Na
> klar hätte ich zu jedem gehen können aber es wurde halt nie explizit irgendwie gesagt, dass
> ich da kommen könnte." (S4, Z. 57-63)

Pflegekräfte die einen positiven Umgang mit Sterbenden verfolgten und den SchülerInnen erklärend zur Seite standen, wurden von den SchülerInnen bewundert und fungierten als positive Vorbilder:

> „Und da war auch so eine Schwester dabei, die hat das eigentlich ziemlich gut gemacht. Die
> hat das auch alles mir so erklärt." (S1, Z. 48-49)

> „Ich war positiv von einer Schwester überrascht, die eigentlich immer sehr grob war, so im
> Umgang, so sehr herrisch. Und selbst sie hat in dem Moment genau die richtigen Worte ge-
> funden und das habe ich sehr bewundert." (S2, Z. 198-201)

Eine Schülerin suchte sich auch aktiv Hilfe durch andere Mitglieder des multiprofessionellen Teams, um ihre Unsicherheiten zu mindern:

> „Und ich weiß noch ich war damals so ein bisschen überfordert mit einer Situation und da
> habe ich den Psychologen, wie heißt der Robert, gefragt. Irgendwie was man da hätte sa-
> gen kann und da hat er mir so ein paar Fragen gesagt, die ich dann stellen kann. Und da
> hab ich die beim nächsten Mal angewendet und dann lief das Gespräch viel flüssiger." (S3,
> Z. 225-229)

Desinteresse

Die Auszubildenden beobachteten, dass die adäquate Versorgung von sterbenden und
toten Patienten für Pflegekräfte mit einem höheren Arbeitsaufwand verbunden war,
dem die Pflegenden in unterschiedlicher Weise gerecht wurden. Neben denen, die den
Lernenden positiv in Erinnerung blieben, beschrieben sie vor allem diejenigen, die
sterbende Patienten vernachlässigten und ihre regulären Pflichtaufgaben erfüllten:

> „Das macht auch jede Schwester bisschen anders. Die eine juckt das überhaupt nicht. Da
> kann die Frau von der aus auch sieben Tage in dem Nest rumliegen. Hauptsache die macht
> mir keine Arbeit, so blöd wie es manchmal klingt, aber das hat man einfach." (S1, Z. 165-
> 168)

Des Weiteren benannten sie auch die emotionale Teilnahmslosigkeit von Pflegekräften, die ihrer Arbeit nachgingen und die Versorgung eines toten Menschen auf die Durchführung standardisierter Tätigkeiten beschränkten:

> *„Da war das eher nur so, das und das muss gemacht werden, der und der Zettel muss ausgefüllt werden. Aber so dieses Persönliche, Zwischenmenschliche fand ich sehr schlimm. Also dass das halt gar nicht so wirklich kam. (S2, Z. 91-94)*

Die Lernenden waren betroffen, dass die Pflegekräfte keinerlei persönliche Anteilnahme zeigten und führten dies auf deren Selbstschutz zurück:

> *„In der Übergabe wurde halt gesagt: „Ja die Patientin hat es geschafft." Aber es wurde halt (lacht) aufgeschrieben, dann und dann kommen die Angehörigen. Aber das allemal so kurz in sich gegangen sind und gesagt haben: „Ja es ist schlimm." Einfach diese Relation. Natürlich ist es ein Schutz den man da aufbaut, aber ich denke irgendwann fällt es jedem vor die Füße. Also mir hat das gefehlt, dass einfach nochmal (..) jeder so auch seine Emotionen zeigen konnte." (S2, 122-127)*

> *„Ich glaube dieses Besorgte das fehlt schon noch so ein bisschen im Krankenhaus. Ja das man da auch so ein bisschen emotional dabei ist. Wobei ich das auch total verstehen kann, dass man da irgendwie auch mal so ein Schutzschild bauen muss und dass man nicht immer alles so ranlässt." (S3, Z. 140-143)*

Totschweigen

Die Auszubildenden beschreiben, dass gerade die kommunikative Auseinandersetzung mit Sterben und Tod keinen Platz im stationären Alltag findet. Das Thema wird verschwiegen und der reguläre Stationsbetrieb fortgeführt:

> *„Ich finde es wird so ein bisschen verschwieb, wie schwer es eigentlich wirklich ist und man merkt ja auch den Schwestern an oder den Pflegern, dass es eben nicht spurlos an einem vorbeigeht und das es nicht so normal ist. Für wen das normal ist, da weiß ich nicht, was die vertuschen wollen oder was die leugnen wollen damit. Also von der Betreuung, weiß ich nicht, man setzt sich mal hin und redet darüber, was passiert ist. Das habe ich nie erlebt." (S2, Z.107-113)*

Den Auszubildenden raushalten

Die SchülerInnen wurden teilweiße aus der Versorgung von sterbenden und toten Menschen durch examinierte Pflegekräfte rausgehalten. Ihnen wurden bewusst andere Tätigkeiten entfernt des Verstorbenen zugewiesen, um sie zu schützen:

> *„Also ich war ja auch noch im ersten Lehrjahr und ich glaube da wollten die mich noch ein bisschen schützen und da habe ich jetzt nicht so aktiv an der Waschung mit teilgenommen, sondern so eher im Drumherum, so aufräumen und es ein bisschen hübsch machen." (S3, Z. 125-128)*

7.1.7 Angehörige betreuen

Die Kategorie „Angehörige betreuen" beschreibt, den Kontakt der Auszubildenden zu Angehörigen sterbender oder verstorbener Patienten.

Aus dem Weg gehen

Die meisten der interviewten Auszubildenden geben an, kaum oder wenig Kontakt zu den Angehörigen der Patienten gehabt zu haben. Zum Teil meiden die SchülerInnen bewusst die Konfrontation mit den Angehörigen, weil ihnen die Erfahrung im Umgang mit ihnen fehlt und sie nicht wissen, wie sie sie emotional auffangen können. Dies führt zum Erleben von Hilflosigkeit:

> *„Man versucht da auch irgendwie das so ein bisschen zu umgehen muss ich sagen. Da geht man halt auch nicht gerne in das Zimmer rein, weil man weiß einfach nicht wie man helfen kann. Man ist dann irgendwie so hilflos. Das ist am Schlimmsten finde ich."* (S1, Z. 240-244)

> *„Vielleicht bin ich einfach noch nicht groß geübt <u>darin</u>. Ich habe auch noch so ein paar Probleme sag ich mal. Zum Beispiel wüsste ich jetzt nicht, wie ich weinende Leute halt irgendwie trösten sollte."* (S4, Z. 125-127)

Mitleiden

Die Trauer und das Leid der Angehörigen löst bei den SchülerInnen selbst starke Betroffenheit aus und rührt sie zu emotionalen Reaktionen. Sie fühlen sich in die Situation der Angehörigen ein und erahnen deren Gefühlserleben anhand eigener Verlustvorstellungen. Das Erleben trauernder Angehöriger wird als stärkster Belastungsfaktor im Umgang mit dem sterbenden und toten Patienten benannt:

> *„Doch gerade auch bei dem Patienten, der so ganz plötzlich gestorben ist. Da haben die Angehörigen so richtig gelitten und haben so wie klagend fast schon so gesungen. Das war (...)/. Also so die Emotionen der Angehörigen zu spüren und (..) zu fühlen, das war das Belastendste eigentlich."* (S3, Z. 145-148)

> *„ [...] und da war der Sohn bei ihr als sie gestorben ist. Der keine Ahnung war 15 glaub ich. Und das hat mich schon ganz schön mitgenommen. Vor allem als ich so, ich war im Flur und der Sohn war gerade bei ihr und hat dann ganz laut angefangen zu weinen und man hat das halt durch die ganze Station gehört. Das hat mich halt so berührt oder mich selber auch so traurig gemacht, dass er gerade so leidet. Ja ich glaube das ist auch für mich viel schwerer auszuhalten, wenn Angehörige halt so traurig sind. Also da verstehe ich es halt total, oder konnte es auch viel besser irgendwie auch nachvollziehen, wenn ich mir überlege dass meine eigene Mutter gerade stirbt."* (S3, Z. 63-73)

Zutrauen

Trotz der genannten Barrieren, gehen die SchülerInnen im Kontakt mit den Angehörigen intuitiv von ihren eigenen Bedürfnissen aus. Sie versetzten sich in deren Situation und versuchen für sie da zu sein, indem sie allgemeine Gespräche anregen, ihre körperliche Anwesenheit signalisieren und ihr Mitgefühl bekunden:

> *„Da kann ich mich vor allem an eine Angehörige erinnern, deren Mann auf der Palliativstation lag. Der ist hier nicht verstorben, der ist dann noch weiter verlegt wurden. Aber die war auch immer sehr traurig und wusste irgendwie nicht richtig wie es weitergeht und war eben ganz schön überfordert mit der Situation. Aber meistens hab ich gemerkt hilft es halt schon total, wenn man irgendwie da ist. Und sagt ich bin offen für Gespräche und einfach mal fragt: „Wie geht es? Wie kommen sie heute hier her?" Ja das sie einfach so ein bisschen reden und erzählen können."* (S3, Z. 162-168)

„Also für mich, ich geh immer so von mir aus. Was möchte ich in der Situation. Ich möchte da (..) nicht noch erklärt haben warum und was, sondern ich will einfach nochmal meine wichtigste Person sehen. Abschied nehmen. Und das habe ich halt immer bei den Angehörigen im Hinterkopf gehabt und der Stationsalltag ist dann erstmal einfach egal, in dem Moment. Und ob man jetzt Stress hat oder nicht, ich finde es muss immer noch (..)/. Also (..) ich bin jetzt auch kirchlich aber ich finde dieses Beileid wünschen, dieses nochmal ich komme mit ihnen mit ins Zimmer, ich geh mit ihnen gemeinsam den Weg. Diese kleinen Dinge, also die hab ich so für mich mitgenommen." (S2, Z. 206-214)

Eine Auszubildende beschreibt die Notwendigkeit, dass sich überhaupt jemand für die Angehörigen des toten Patienten verantwortlich fühlt und es letztendlich keinen Unterschied macht über welche Qualifikation diese Person verfügt. Grundlage dafür ist die Beziehung, die zu den Angehörigen besteht und wenn diese vorhanden ist, kann auch ein Auszubildender dieser Aufgabe gerecht werden:

„Aber wenn man weiß ich nicht, so einen Draht zum Angehörigen hat, dann ist es egal ob jemand Arzt oder Schüler ist und wer mit demjenigen dann in den Raum geht zu dem Angehörigen und nochmal redet oder man halt ein kleines Wort sagt. Ich kann sagen und ich konnte sagen, die haben sich nicht gequält. Diese ganz kleinen Dinge, die einem manchmal gar nicht bewusst sind, also finde das kann man auch als Schüler super machen." (S2, 217-222)

7.1.8 Zukunftswünsche

Die Kategorie „Zukunftswünsche" umfasst Ideen und Optimierungsvorschläge der Auszubildenden hinsichtlich der theoretischen und praktischen Ausbildung in Bezug auf die pflegerische Versorgung von sterbenden und toten Patienten.

Theoretische Ausbildung

Seitens der theoretischen Ausbildung wünschen sich die Lernenden, dass das Thema „Sterben und Tod" bereits zu Beginn der Ausbildung thematisiert wird und im Verlauf eine Vertiefung erfährt:

„Sicher kann man nicht vor dem ersten Einsatz schon mit dem Thema Tod beginnen. Ich denke man kann es sicher ansprechen. Ich finde man kann es ansprechen, doch vor dem ersten Einsatz, inwiefern es da Klärungsbedarf gibt. Da hat man erstmal dieses Wissensdefizit, was vielleicht besteht, kann man ein bisschen ausräumen. Ich denke nicht, dass da schon die super Gespräche zustande kommen aber man hat es erstmal einfach angesprochen, ob das allen auch bewusst ist und dann vielleicht schon also (..) Mitte erstes Ausbildungsjahr schon mit diesem Thema auch beginnen. Und ich denke schon, dass man da auch irgendwo anknüpfen kann in den ganzen Unterrichtsinhalten, die man hat, wenigstens ein bisschen. Also man es immer noch vertiefen, aber dieser Umgang, das gehört einfach zu unserem Beruf dazu und das gehört nicht als Letztes dazu, wenn man schon viel erlebt hat, sondern gleich zum Anfang." (S2, Z. 245-255)

Zudem äußern sie das Bedürfnis der Wissensvermittlung im Bereich der Sterbebegleitung, der emotionalen Betreuung des Patienten und seiner Angehörigen sowie zukünftiger pflegerischer Perspektiven. Gerade im Bereich der Angehörigenbetreuung eruieren die Lernenden große Wissensdefizite:

„[...] dass es ein bisschen eher auch in der Schule aufgearbeitet wird und (...) so ein biss-
chen Sterbebegleitung. Wie ich Patienten sag ich mal in ihren Emotionen ein bisschen un-
terstützen kann, wenn er weint oder (..) Angehörige ein bisschen beschwichtigen. Was naja
gut, wie es in Zukunft vielleicht auch aussieht. Vielleicht einfach noch so ein bisschen Um-
gang. Das wäre schon nicht schlecht. (S4, Z. 133-138)

Einen positiven Eindruck hinterließen Exkursionen, außerhalb der schulischen Räumlichkeiten, die den ganzheitlichen Blick zum Thema Sterben und Tod erweiterten:

„Also auf jeden Fall fand ich es sehr gut, dass wir diesen Ausflug ins Krematorium /. Das wir
sozusagen, dass nochmal richtig gesehen haben, wie das funktioniert. Wir waren auch bei
den Feuerbestattungen dabei, wo die halt im Ofen verbrannt werden, dann wo die ganzen
Särge gelagert werden. Wir haben wirklich alles gezeigt bekommen. Das würde ich echt gut
finden, wenn man das so weiter führt." (S1, Z. 247-251)

Praktische Ausbildung

Hinsichtlich der praktischen Ausbildung wünschen sich die SchülerInnen eine zielge-
richtetere Ausbildung der PraxisanleiterInnen, die besonders die praktische Anleitung
im Bereich von sterbenden und toten Patienten berücksichtigt:

„Ja und das man vielleicht auch die Praxisanleiter ein bisschen mehr einbezieht. Also das
man die darauf jetzt nochmal spezialisiert." (S2, Z. 252-253)

Wesentliches Verbesserungspotential liegt in der kommunikativen Betreuung der Lernenden. Sie erachten es als hilfreich, wenn bei dem absehbaren Tod eines Patienten
ein vorbereitendes Gespräch geführt wird. Dieses sollte die Vorerfahrungen der Auszubildenden eruieren, den Umgang mit dem Sterbenden und seinen Angehörigen sowie die postmortale Versorgung und mögliche Rituale thematisieren. Nach der Versorgung des toten Patienten erachten es die Lernenden als hilfreich, wenn sie sich mit der
sie betreuenden Pflegekraft austauschen können und das erlebte gemeinsam reflektieren:

„Also ich würde mir auf jeden Fall wünschen (..), dass Praxisanleiter oder egal, eigentlich
alle die einen Schüler auf Station haben und so etwas abzusehen ist und so etwas ist häufig
abzusehen, vielleicht man kann schon denk ich sagen, dass es fast 90 Prozent ist, wo man
sagt hier ist (..)/. Das da schon wie so ein vorbereitendes Gespräch geführt wird und auch
nochmal gesagt wird: „Ja inwieweit hast du Erfahrung damit? Was hast du Fragen? " Auch
im Umgang dann, also wie gehe ich mit der noch lebenden Person um, die jetzt im Sterben
liegt. Das wäre mir auch sehr wichtig und wie läuft es dann ab, wenn die Person gestorben
ist. Wie pflege ich den? Was für Rituale gibt es? Was kann ich noch (..)/. Wie gehe ich mit
den Angehörigen um?" (S2, Z. 226-234)

Zudem thematisieren die Auszubildenden, dass es wünschenswert ist einen sensibleren Umgang mit den Lernenden in der Praxis zu pflegen und ihre Bedürfnisse in Anbetracht der besonderen Situation zu berücksichtigen. Des Weiteren sollte die Versorgung eines sterbenden oder toten Patienten ein freiwilliges Angebot an die SchülerInnen darstellen und nicht unter Zwang durchgeführt werden:

„So wie ich mit meiner Freundin geredet habe, so werde ich zwar nicht mit meiner Mentorin
oder einer Krankenschwester reden, aber der Ansatz einfach. Dieses loswerden oder die-
ses Fragen: „Möchtest du mal kurz an die frische Luft gehen?" Was man braucht. Oder:

„Setz dich hin und trink mal was." Diese ganz kleinen Dinge, die würde ich mir einfach wünschen." (S2, Z. 238-243)

„Einfach dieses Gespräch, was man davor führt, vorbereitend und bevor man wieder in den Raum geht, dass man halt nochmal abklärt, ob das okay ist und danach halt auch nochmal redet, wie man es empfunden hat." (S2, Z. 236-238)

Neben dem Aspekt der Freiwilligkeit, wünschen sich die SchülerInnen frühzeitig sensibel an die Versorgung von Sterbenden und toten Patienten herangeführt zu werden, um vorhandene Berührungsängste und Unsicherheiten abzubauen:

„Ich finde es eigentlich ganz gut, wenn man immer dabei ist und es halt auch sieht. Denn ich glaube manchmal ist vielleicht das Pflegepersonal auch zu behütend und denkt (..), das kann die Schülerin vielleicht noch gar nicht so leisten, obwohl genau das dann eher diese Unsicherheit schafft. Das man nicht weiß, oh Gott ist das jetzt ganz schlimm? Warum darf ich jetzt nicht dabei oder sowas? Und da vielleicht auch früh so Berührungsängste abbaut. Weiß nicht, verstorbene Menschen sind ja nicht infektiös sofort. Kann man ja noch normal anfassen und das man irgendwie davor ein bisschen die Scheu verliert. Also klar muss man immer gucken, packt er das gerade oder nicht. Aber man hat sich ja nicht ohne Grund für den Beruf entschieden und später muss man das ja sowieso. Und ich glaube jedem ist bewusst, dass Menschen auch im Krankenhaus sterben. Ja und vielleicht da früher die Schüler direkt ranführen." (S3, Z. 201-212)

7.2 Ergebnisdarstellung PraxisanleiterInnen

7.2.1 Palliativstation als geschützter Lernort

Die Palliativstation nimmt in den Augen der PraxisanleiterInnen eine Sonderstellung im Rahmen stationärer Settings ein, da sie einen geschützten Lernort im Kontext des Lernens von Sterben und Tod darstellt. Die Besonderheiten dieses praktischen Lernsettings werden in den Subkategorien Zugangsvoraussetzungen der Lernenden und Sterben und Tod als besonderen Moment erfahren erläutert.

Zugangsvoraussetzungen der Lernenden

Die Subkategorie „Zugangsvoraussetzungen der Lernenden" beinhaltet alle Voraussetzungen, der Auszubildenden, die PraxisanleiterInnen als notwendig erachten, um sterbende und tote Menschen auf einer Palliativstation angemessen zu versorgen.

Alle der interviewten PraxisanleiterInnen erachten es als bedeutend, dass der Praxiseinsatz auf einer Palliativstation immer auf der Freiwilligkeit der Lernenden basieren sollte und ein Angebot an die SchülerInnen darstellt, welches im Vorfeld gemeinsam besprochen wird. Die Anforderungen und Aufgaben, die mit diesem Einsatz verbunden sind, müssen im Vorfeld klar formuliert werden:

„Es sollte immer eine Freiwilligkeit dahinterstecken. Also ich finde es nicht richtig jemanden, einen Schüler einzuteilen und zu sagen: „Aus organisatorischen Gründen gehst du jetzt auf Palliativstation und machst dort deinen Praxiseinsatz." Sondern es sollte immer ein Angebot an den Schüler sein. Es gibt Möglichkeiten einen Einsatz auf Palliativstation zu machen, wer ist bereit? Auch mit der Aufgabe Menschen die im Sterben liegen zu begleiten und Sterbende aufzubahren. Also das ist ganz wichtig verbal zu formulieren und dann einfach schon wirklich diese Freiwilligkeit zu haben." (P2, Z. 23-29)

Die Freiwilligkeit der Auszubildenden schließt deren Interesse und Empathiefähigkeit gegenüber sterbenden und toten Patienten ein. Sie haben sich im Vorfeld bewusst mit der Situation auseinandergesetzt, sodass sie in der Lage sind eigene Ängste zu zulassen und der neuen Situation mit positiver Neugier zu entgegnen:

> *„Und diejenigen die sich freiwillig dazu melden, die sich interessieren, sind oft sehr empathisch der Situation gegenüber. Die haben (..) eine unwahrscheinlich positive Neugier auf die Situation sich einzulassen. Die haben den Mut und die können auch Ängste zulassen. Was einer nicht kann, der mit Sterben schlichtweg einfach keine Erfahrung hat. Der das für sich noch nicht mit sich ausgemacht hat." (P2, Z. 30-34)*

Des Weiteren sollten die Lernenden der gehäuften Konfrontation mit Sterben und Tod seitens ihrer Persönlichkeit gewachsen sein und über eine gewisse geistige Reife verfügen. Diese wird vor allem durch ältere Lernende oder Auszubildende die bereits einen Beruf erlernt haben und eine gewisse Lebenserfahrung mitbringen erreicht. Zudem sollten sie über Sprachfertigkeit und Empathiefähigkeit verfügen:

> *„Es kommt natürlich auch immer darauf an letztendlich wie alt die Auszubildenden sind. Kommen die direkt von der Realschule oder haben die schon einen Beruf vorher gelernt, sind die einfach reifer." (P1, Z. 21-23)*

> *„Naja, an Voraussetzungen also ganz wichtig ist Einfühlungsvermögen, also das man vom Charakter her sehr menschlich ist sozusagen, sich auch in die Patienten sehr gut reinfühlen kann. Nicht sozusagen irgendwas da abtut und (..) einfach husch husch weitermacht, sondern sich da richtig auf das Menschliche bezieht und auf die Patienten eingeht und (..) ja lieb zu denen ist." (P3, Z. 25-29)*

Neben den persönlichen Voraussetzungen erachten es die PraxisanleiterInnen als unerlässlich, dass die Auszubildenden bereits ein gefestigtes Vorgehen in der Grundkrankenpflege aufweisen, um auf die wechselnden Bedürfnisse der Patienten adäquat reagieren zu können. Zudem ist es erforderlich, dass sich die SchülerInnen im Rahmen des theoretischen Unterrichts bereits mit dem Thema Sterben und Tod auseinandergesetzt haben und über Kenntnisse zur Krankheitsverarbeitung und Bewältigung sowie den Umgang mit schwerstkranken und sterbenden Patienten verfügen. Diesen Erwartungen können die SchülerInnen ab dem zweiten Ausbildungsjahr gerecht werden:

> *„Eine Palliativstation ist keine Station um Waschen zu lernen oder um die Grundkrankenpflege zu erlernen. Nur weil der Pflegeaufwand so hoch ist heißt das nicht, geh mal dorthin dort lernst du es. Sondern ich finde da muss einfach eine gewisse Grundtheorie in der Pflege, muss einfach da sein. Es müssen gefestigte Kenntnisse sein in der Grundkrankenpflege. Die müssen einfach da sein, weil die Entscheidung wie wasche ich, wie pflege ich, wie wende ich Prophylaxen an, ist minütlich immer wieder zu überdenken. Und gerade jemand der akut auf einmal im Sterben liegt, dort muss ich reagieren können und das kann ich nicht, wenn ich Grundkrankenpflege nicht beherrsche und Krankenbeobachtung. Das muss einfach (..)/. Ich muss Erfahrung haben. Ich muss Übung haben. Ich muss in etwa wissen auf was ich zu achten habe, um dann einfach adäquat reagieren zu können bzw. einfach auch Dinge auszusprechen oder aussprechen können und dafür brauche ich Erfahrung." (P2, Z. 41-53)*

> *„Die sollten definitiv so Umgang schon mal mit onkologischen Patienten gehabt haben. Jetzt nicht unbedingt nicht nur reine Sterbestation, also gibt es ja jetzt keine weiteren. Aber ein-*

fach (...)/. Also von Seiten der Schule sollten die Vorrausetzungen haben, dass die einfach die Krankheitsverarbeitung und Bewältigung schon mal als Thema hatten. Nach Kübler Ross gibt es die ja. Das Thema Tod an sich, sollte in der Schule vorher auf jeden Fall behandelt wurden sein." (P4, Z. 40-46)

Sterben und Tod als besonderen Moment erfahren

Sterben und Tod werden von den PraxisanleiterInnen der Palliativstation als besondere Lernerfahrung eingeordnet, da der Tod eines Menschen ein einmaliges Erlebnis darstellt. Ihnen ist wichtig, dass die positiven Aspekte dieser Erfahrung im Vordergrund stehen, die Lernenden behutsam damit konfrontiert werden und sie dieses Erlebnis als Privileg in positiver Erinnerung behalten:

„Und insofern bin ich da sehr aufgeschlossen, sehr empathisch der Situation gegenüber und versuche den Schüler dann natürlich mit einzuladen und zu sagen, dass es wirklich ein ganz besonderer Moment war. Dass jeder im Leben nur einmal stirbt und dass das einfach als Geschenk angenommen werden sollte, diesen ganz intimen Moment zu teilen. So betone ich nicht das Negative im Sinne von Endlichkeit und nie wieder am Leben teilnehme sondern einfach zu sagen: „Es ist eine Art Geschenk." Und kann denjenigen ein Stück weit mit motivieren, mit begeistern einfach sehr empathisch in die Situation zu gehen." (P2, Z. 143-150)

Die PraxisanleiterInnen grenzen den bewussten, einfühlsamen Umgang mit Sterbenden und Toten, wie er auf einer Palliativstation vollzogen wird, von Vorgehensweisen auf Normalstationen ab. Sie eröffnen den Auszubildenden neue Umgangsweisen für die Versorgung von sterbenden und toten Menschen in der Hoffnung, dass die Lernenden sich dieser annehmen, die Ideen weitergeben und davon in ihrer späteren Tätigkeit profitieren:

„Und dann erleben die jetzt hier die Situation, dass man das anders machen kann. Das ja nicht nur ableben fertig ist, sondern auch noch sehr viel drum rum ja passiert, dann ist das für die denke ich mal auch so ein Aha-Effekt, was die vielleicht und das hoffe ich auch für ihr eigenes Leben dann später einfach mal mitnehmen können (..) oder könnten. Verwerten können oder auch einfach als Ideen mal weitergeben können." (P4, Z. 265-270)

„Ich denke mal, dass denen das auch hilft, wenn die halt auf einer Palliativstation sind und Versorgung mit Verstorbenen da erleben, anstatt auf einer anderen Station, wo sie den hin und herkrachen und nicht so einfühlsam sind." (P3, Z. 118-120)

Im Gegensatz zu anderen Stationen, sprechen die PraxisanleiterInnen dem gesamten Team der Palliativstation einen einfühlsamen Umgang mit den Auszubildenden zu:

„Bei uns denke ich mal, dass sie da jeden fragen können und dass da jeder einfühlsam sozusagen erklärt warum, wieso, weshalb und wie es jetzt weitergeht. Aber auf anderen Stationen, was ja viele schon erlebt haben auch, was ich auch schon selber erlebt habe. Wenn DORT, wenn da ein Schüler in so einer Schockphase ist und dann Hilfe möchten und dann die Krankenschwester fragt, die schon vierzig Jahre im Beruf ist und da überhaupt keine Scheu mehr hat und kein Taktgefühl und dann sagt: „Na der ist halt tot, da ist halt so wie es ist." (P3, Z. 186-192)

Im Rahmen ihres praktischen Einsatzes auf der Palliativstation erhalten die Auszubildenden das Angebot an stationsspezifischen Ritualen teilzunehmen. Sie haben die

Möglichkeit an einer Supervision oder dem Jahresgedenken für die verstorbenen Patienten und ihren Angehörigen teilzuhaben:

> *„Die Kommunikation muss gut funktionieren und ich brauche eben einfach auch ein Vertrauen zu meinen Kollegen, was ja auf der Palliativstation in Form von Supervisionen auch aufgegriffen wird. Zum Beispiel was ist gut gelaufen, was ist schlecht gelaufen, was belastet mich. Und ich finde dazu sind auch immer Schüler eingeladen, also es ist ganz wichtig sich auch in diesem Kreis zu öffnen. Wie habe ich das erlebt? Bin ich froh, dass jetzt mal erlebt zu haben, als Schüler? Oder kann ich dem (..)/. Kann ich vielleicht auch dort in einer Supervision auch nochmal hören, wie hat er das selber erlebt. Hab ich das auch richtig gemacht? Hab ich dem auch ausreichend Hilfe geboten oder wie hat der das empfunden oder war es für den ganz schrecklich?" (P1, Z. 273-282)*

7.2.2 Herausforderungen im Umgang mit dem Schüler

Die Kategorie „Herausforderungen im Umgang mit dem Schüler" beschreibt Bedingungen, die die Zusammenarbeit mit dem Auszubildenden im Handlungsfeld von Sterben und Tod erschweren.

Der unerfahrene Schüler

Die pflegerische Unerfahrenheit von Auszubildenden stellt für die PraxisanleiterInnen eine Herausforderung dar. Sie sehen sich nicht in der Lage den Lernenden behutsam mit einer Sterbesituation zu konfrontieren, wenn keine Erfahrungen in der Grundkrankenpflege vorhanden sind und die Auszubildenden diesbezüglich gezielte Anleitung benötigen:

> *„Ich sehe da echt Probleme, wenn jemand wirklich unerfahren im ersten Ausbildungsjahr zu uns kommt. Denjenigen in der Grundkrankenpflege gezielt anzuleiten und ihn noch in seinen Emotionen mitzunehmen, aufzufangen und behutsam mit dieser Sterbesituation zu konfrontieren. Das ist für mich eine extrem schwere Arbeit, weil ich das beides nicht erfüllen kann und ich nicht weiß, was Hauptaufgabe ist eines Schülers der unerfahren auf Palliativstation kommt." (P2, Z. 53-58)*

Zudem bereiten den PraxisanleiterInnen Auszubildende Schwierigkeiten, die unter dem Aspekt der Freiwilligkeit permanent die Begleitung von sterbenden Patienten ablehnen, sodass der Lernauftrag, der an die SchülerInnen im Rahmen des stationären Einsatzes gestellt wird, nicht erfüllt werden kann:

> *„Ich sag dann aber auch gleichzeitig, dass es die Anleitung oder den Einsatz immer schwerer macht, wenn er sich permanent aus der Situation daraus nimmt. Gerade weil die Aufgabe einfach Sterbebegleitung, die ist mit da und ich finde das ist ein Thema das darf bearbeitet werden auch mit dem Schüler auf Station." (P2, Z. 296-300)*

Der vorbelastete Schüler

Emotional vorbelastete Schüler, die durch eigene familiäre Verlusterfahrungen so stark in ihrem pflegerischen Handeln eingeschränkt sind, dass sie die Versorgung eines sterbenden oder toten Patienten nicht durchführen können, stellen ebenfalls eine Herausforderung für die PraxisanleiterInnen dar:

„Es ist jetzt eine aktuelle Situation, dass ich eine Schülerin im zweiten Ausbildungsjahr be-
gleite mit der maßgeblichen Zielstellung Sicherung der Grundkrankenpflege und Behand-
lungspflege. Ich aber einfach merke, aufgrund dessen das ihr Opa jetzt erst vor kurzen ge-
storben ist, ist sie unwahrscheinlich emotional befangen und sie ist so gehemmt, dass sie
einfach schirrweg in allen Sachen Probleme hat. Also Probleme in der Organisation der
Grundkrankenpflege, das räumliche Vorbereiten, Patientenvorbereitungen. Dass das nicht
eingehalten wird. Das schlichtweg mit dem Menschen einfach nicht gesprochen wird (..) und
Menschen die im Sterben liegen einfach ja wieder diese Erinnerungen wieder hochgeholt
werden an den Tod des Großvaters. Und sie halt unwahrscheinlich viel weint und wirklich
emotional relativ häufig schon mittlerweile eingebrochen ist." (P2, Z. 87-98)

Die Reißleine ziehen

Die PraxisanleiterInnen beschreiben, dass einige der Auszubildenden den Umgang mit

sterbenden und toten Menschen nicht gewachsen waren, sodass sie ihrer Fürsorge-

verantwortung nachkamen und die Lernenden aus der für sie belastenden Situation

entfernten:

„Das haben wir auch und da müssen wir aber so ein Stück weit die Reißleine ziehen und
einfach drum bitten, dass es dann einfach für den Moment noch nicht funktioniert". (P2, Z.
83-85)

„Aber dort in der Situation dann habe ich mir Gedanken gemacht, ob ich ihn jetzt erstmal ir-
gendwie zur Seite nehmen muss (lacht) ja." (P4. Z. 107-109)

7.2.3 Postmortale Pflege

Die Kategorie „Postmortale Pflege" beschreibt die Handlungsweisen, die die Praxisan-

leiterInnen gemeinsam mit den SchülerInnen im Rahmen der pflegerischen Versorgung

von toten Menschen vornehmen. Die Kategorie umfasst die Subkategorie der Vorberei-

tung, des Zurechtmachens des Leichnams, das Ritualerleben sowie die Handlungswei-

sen, die nach der Leichentoilette durchgeführt werden.

Vorbereitung

In der Subkategorie „Vorbereitung" werden alle Handlungen beschrieben, die in der

Zeitspanne vom Feststellen des Todes bis zur direkten Versorgung des toten Men-

schen stattfinden. Nachdem der Tod eines Patienten festgestellt wurde, informieren die

PraxisanleiterInnen den zuständigen Arzt und rückversichern sich, inwieweit der Aus-

zubildende die Situation verstanden hat:

„Und dann war die Situation so, wir haben den Tod jetzt festgestellt, zusammen, am Bett.
Haben dann im Prinzip den Arzt informiert per Telefon und dann habe ich erstmal versucht
mit dem Schüler zu reden. Das da überhaupt /. Ob er mitbekommen hat was jetzt hier die
Situation war." (P4, Z. 109-112)

Im weiteren Verlauf fragen sie die freiwillige Teilnahme des Auszubildenden an der

postmortalen Pflege ab und unterbreiten ihm das Angebot, diese gemeinsam durchzu-

führen, wenn bereits im Vorfeld Kontakt zu dem Toten bestand. Für die sich anschlie-

ßende gemeinsame postmortale Pflege nehmen sich die PraxisanleiterInnen bewusst

Zeit. Sie informieren andere Kollegen über ihre Abwesenheit und organisieren sich die benötigten Pflegeutensilien, um mögliche Störungen zu vermeiden und den Schüler kontinuierlich durch die gesamte Situation zu begleiten:

> *„Also neben der Ankündigung zu meinen Kollegen, dass ich jetzt sozusagen den Raum aufsuche um die Verabschiedung vorzubereiten, ihn zu waschen, anzuziehen. Habe ich den Schüler im Vorfeld gefragt, dass ja jetzt der und der und die und die gestorben ist und würde jetzt sozusagen die Verabschiedung vorbereiten, weil die Angehörigen unterwegs sind und ob er Lust hat und auch die Kraft mit mir denjenigen vorzubereiten. Genau, wenn er mir das bestätigt dann suche ich mir im Vorfeld schon die ganzen Utensilien, die ich brauche und würde sozusagen jetzt, damit ich den Schüler nicht alleine lasse, das ist mir ganz wichtig, sondern dass wir wirklich komplett zusammen sind." (P2, Z. 166-174)*

Vor dem Betreten des Zimmers wird den SchülerInnen der Ablauf der postmortalen Pflege und mögliche auftretende Sachverhalte erläutert, sodass diese darauf vorbereitet sind:

> *„Naja ich tue eben halt erstmal auch vor dem Zimmer schon mal erklären. Also bevor wir das wirklich durchführen würde ich jedem erstmal erklären oder erklär ich eben halt erstmal, was wir jetzt vorhaben und was wir machen und wie wir das machen und dann würden wir halt in die Situation reingehen und das machen und dann erklär ich eben aber auch nochmal jeden Ablauf. Und dann sag ich halt auch Sachen DIE passieren könnten, zum Beispiel wenn wir auf die Seite drehen, dass sie da auch doll auslaufen könnte und das es halt auch unschön ist, damit der halt dann in der Situation, wenn es dann so passiert nicht so extrem erschrocken ist. Das es passiert dann, falls es passiert." (P3, Z. 124-132*

Zudem werden die Lernenden darüber informiert, dass sie jederzeit den Raum verlassen können, wenn sie an die Grenzen ihrer Handlungsfähigkeit kommen:

> *„Den Angehörigen oder den Schüler, den würde ich sagen, sobald sie merken, dass hier eine Grenze erreicht ist, dass dann sozusagen die auch ohne etwas zu sagen den Raum verlassen können. Das ich das dann weiß. Die können auch jederzeit wieder reinkommen aber die dürfen einfach auch die Freiheit haben dann auch zu gehen, wenn es zu viel ist oder wenn sie das psychisch jetzt gerade nicht aushalten oder wenn in der Versorgung des Verstorbenen dort eine Situation eintritt, die (..) sehr unschön ist zum Beispiel Auslaufen oder solche Sachen. Die eintreten können." (P4, 177-183)*

Zurechtmachen des Leichnams

Neben der Kommunikation, die bereits vor der direkten postmortalen Pflege stattgefunden hat, erachten es die PraxisanleiterInnen als unerlässlich auch direkt während der Versorgung des Leichnams kommunikative Prozesse anzuregen:

> *„Wir sprechen ganz viel. Ich lade den Schüler eigentlich wirklich ein in der Zeit der Aufbahrung wirklich über die Situation zu sprechen: „Mensch, wie hast du denjenigen erlebt? Wie war denn das für dich? Gab es gute Situationen an die du dich gerne zurückerinnern wirst?" (P2, Z. 155-159)*

Nach dem gemeinsamen Betreten des Zimmers erfolgt eine langsame Annäherung an den Leichnam:

> *„Und dann gehen wir quasi zusammen rein und ich warte erst noch die Reaktion ab, um zu gucken was so von ihm kommt, ob er fragen stellt oder ob es ihm das jetzt nur wichtig, dass*

derjenige gut aussieht, gut gewaschen ist. Dann kommen wir so ein bisschen ins Gespräch indem wir einfach so darüber reden: „Mensch wie ist das jetzt für dich bei dem Toten zu sein? Findest du das erschreckend? Findest du das befremdlich?" Wir bahnen uns dann so langsam an, dass wir sozusagen dann zu den Verstorbenen hingehen und anfangen wirklich zu waschen." (P2, S. 175-182)

Die PraxisanleiterInnen erklären während der Versorgung des Toten schrittweise ihr Vorgehen und geben den Auszubildenden eine detaillierte Anleitung unter Berücksichtigung der Individualität des Verstorbenen. Dieses Vorgehen hilft den PraxisanleiterInnen selbst in der Ordnung ihrer Abläufe:

„Also wenn ich es gemacht habe, dann wie gesagt Schritt für Schritt. Dann habe ich gesagt, weil mir das auch selber hilft. Denn man muss es ja immer individuell sehen. Der Eine hat schon was ausgeschieden oder es läuft nochmal etwas aus dem Mund, wo man darauf achten muss und so weiter. Dann habe ich ihm, den Schüler, genau eine Anleitung gegeben: „Also wir müssen jetzt den Patienten so drehen. Wir machen jetzt das Kopfteil niedrigerer aus dem und dem Gründen. Wir bitten die Angehörigen nach draußen oder wie nehmen sie dazu und so weiter." Also das ist schon eine genaue Anleitung, weil mir das auch selber hilft. Wie mache ich es denn jetzt? Das ist ja das Individuelle, was ich ja trotzdem auch noch bei Toten sehe." (P1, Z. 89-97)

Allgemein werden dem toten Patienten vorhandene medizinische Zugänge entfernt. Je nach Verschmutzung wird er noch einmal gewaschen und in Abstimmung mit den Angehörigen wird ihm frische Kleidung angezogen. Der Leichnam wird gebettet und optisch hergerichtet, sodass ein friedlicher Anblick entsteht:

„Dann ist es ja auch normal, dass sozusagen das was der Patient jetzt in sich noch hatte, wie Flexülen, Blasenkatheter etc., dass man das alles entfernt."(P4, 154-156)

„Patient kriegt ja eigene Sachen meistens angezogen, nicht nur das OP-Flatterhemd, sondern ordentliche Sachen soweit wie die Angehörigen das auch wollten, wenn sie es schon rausgelegt hatten ist es natürlich auch sehr schön, ansonsten würde ich mir dann was raussuchen aus dem was er noch da hat. Gut, bekommt das angezogen. Wird gut hingelegt, dass wie gesagt, dass auch alles in Ordnung aussieht. Wird nochmal, wenn es eine Frau war ganz gerne auch eingecremt. Die Haare ordentlich gelegt, wenn welche (..) noch manche haben ja doch noch welche auf der onkologischen Station oder auf der Palliativstation (...) ordentliche Haare." (P4, Z. 220-227)

Ritualerleben

In der Versorgung des Leichnams erachten es die PraxisanleiterInnen als bedeutend, die Auszubildenden auch an Verabschiedungsritualen teilhaben zu lassen. Diese werden individuell durch die PraxisanleiterInnen gestaltet. Neben dem Öffnen des Fensters zur Seelenbefreiung, werden dekorative und symbolische Objekte wie Steine, Tücher und Kerzen genutzt oder persönliche Gegenstände des Verstorbenen verwendet, um eine angenehme Atmosphäre zu gestalten. Auch das Auflegen einer Rose auf dem Toten wird von den PraxisanleiterInnen als Ritual benannt:

„Na zum Beispiel mag ich so die Tücher, die mit dort reingelegt werden. Ich finde immer das hat was mit Luft zu tun. Ich finde zum Beispiel Steine, schöne Steine, am besten so irgendwelche Erze schön. Das ist halt etwas Festes und was Flüssiges mit einem schönen Aromaöl. Das verbindet so diese Einheit in der Natur, dass eben alles wieder zurückgeht. Aber das ist meins, das ist was Persönliches. Fenster auf, finde ich auch immer mal ganz wichtig.

Weil mir das eben früher auch gesagt wurden ist: „Mach das Fenster auf, damit das Seel-chen nach draußen geht." Aber ob das so ist (...)/. Das hab ich einfach so mitgenommen, weil mir das früher auch in der Ausbildung gesagt wurden ist." (P1, Z. 133-141)

Ein Praxisanleiter beschreibt, dass er die Auszubildenden aktiv an der Kleidungsaus-wahl und der rituellen Umgebungsgestaltung des toten Patienten teilhaben lässt, um den Schüler Teil der Verabschiedung werden zu lassen:

„Der Schüler darf mir in der Regel auch die Kleidung aussuchen und zu sagen: „Mensch geh doch mal an den Schrank und guck mal was es für Kleidung gibt." Dass er sozusagen wirklich mit eingeladen wird, da auch Teil dieser Verabschiedung zu sein." (P2, Z. 191-194)

Nach der Leichentoilette

Ein Praxisanleiter unterbreitet den SchülerInnen das Angebot, sich nach der postmor-talen Pflege allein von dem verstorbenen Patienten zu verabschieden:

„[...] in der Regel bin ich immer so ein bisschen einer der dann sagt: „Ich geh jetzt raus." und überlasse meistens den Schüler zusagen gut er nimmt nochmal zwei, drei Minuten für sich Abschied oder er kommt gleich mit hinterher." (P2, Z. 196-199)

Alle der interviewten PraxisanleiterInnen erachten die kommunikative Reflexion im An-schluss an die Versorgung eines toten Menschen als unerlässlich. Ein Teil der inter-viewten PraxisanleiterInnen führt direkt nach der Versorgung der postmortalen Pflege ein Reflexionsgespräch mit den Lernenden durch. Zudem suchen sie auch zu einem späteren Zeitpunkt, wenn die Auszubildenden die Situation für sich fassen konnten, noch einmal den kommunikativen Austausch:

„Also diese Rückmeldung muss ich mir natürlich auch einfordern und dann gibt es ja ganz viele Möglichkeiten. Ich kann es in einem persönlichen Gespräch machen, was ich meistens mache. Vor allen Dingen, wenn der Patient gestorben ist oder wir den eben versorgt haben diesen ganzen Dienst, frage ich immer: „Wie ging es dir dabei? Was hast du beobachtet? Was konntest du daraus lernen? Verarbeite das und morgen können wir nochmal darüber reden." Um einfach nochmal, was haben wir zum Ende des Dienstes gemacht und gehen Stück für Stück bis zum Beginn des Dienstes und das hat man dann geschafft, also Revue passieren lassen und nochmal eine Nacht, zwei Nächte darüber schlafen und dann nochmal darüber sprechen." (P1, Z. 283-291)

Ein anderer Praxisanleiter beschreibt, dass er den Auszubildenden nach der Versor-gung bewusst andere Aufgaben zuweist und am Ende des Dienstes die Situation mit den Lernenden reflektiert. Er verdeutlicht den Lernenden, dass ihr persönliches Wohl-befinden von Bedeutung ist und sie nicht allein mit der Situation sind:

„Und am Ende des Dienstes mir ist es dann wichtig so ein bisschen Zeit zu verstreichen. Mir ist dann auch wichtig, dass der Schüler gleich eine andere Aufgabe bekommt und erstmal so ein bisschen wieder zurück ins Leben zu kommen und am Ende des Dienstes nehme ich mir ihn meistens nochmal beiseite und reflektiere einfach noch einmal die Situation, wie es für ihn war. Ob das befremdlich war? Ob das okay für ihn war? Ob er vielleicht Dinge beo-bachtet hat, die für ihn irgendwie komisch waren? Das er einfach reflektiert wird und das er merkt, dass es wichtig ist, dass es ihm dabei gut und dass er nicht alleine bleibt in der Situa-tion." (P2, Z.199-207)

7.2.4 Sterben und Tod als subjektive Belastung

Die Kategorie „Sterben und Tod als subjektive Belastung" beschreibt Reaktionen und Emotionen der Lernenden im Umgang mit sterbenden und toten Menschen, die aus Sicht der PraxisanleiterInnen eine Belastung für die Auszubildenden darstellen.

Ängste

Die PraxisanleiterInnen beschreiben, dass die Auszubildenden Ängste haben sich mit ihren eigenen Tod auseinanderzusetzen:

> „Ängste sich gezielt mit der Thematik also sich mit dem eigenen Tod auseinanderzusetzen. Ich finde wenn man da so ein bisschen hinterfragt, da sind unwahrscheinliche Ängste da." (P2, Z. 128-130)

Zudem zeigen die Lernenden auch konkrete Ängste vor der unbekannten Situation auf einen toten Menschen zu treffen, bei der sie nicht wissen, was sie erwartet und wie sie mit dem Leichnam umgehen sollen:

> „[...] und da gucken die sich den Patient schon genau an und gucken ob das Auge aufgeht und ob das zu bleibt und ja. Gucken dann halt sehr genau hin und haben dann schon Angst und Respekt in der Situation, wie man dann damit, auch mit dem Verstorbenen umgeht." (P3, Z. 112-116)

> „Und ich glaube bevor man in das Zimmer reingeht, da ist so dieses, wie wird die Situation sein? Was wird mich erwarten? Kann ich damit umgehen? Die Angst vielleicht eher vor sich selbst. Wie wird meine Reaktion sein? Wie soll ich denn sein? Soll ich gefestigt sein? Darf ich weinen, dann selber auch? Ich glaube das ist eher die eigene Angst. Vielleicht dieser Schreck, wie könnte der sein." (P1, Z. 243-248)

Barriere

Die Versorgung sterbender und toter Menschen stellt eine Situation für die Auszubildenden dar, die mit großer Unsicherheit verbunden ist und von der sich Lernende teilweise bewusst fernhalten. Im Umgang mit dem Sterbenden und seinen Angehörigen bestehen seitens der SchülerInnen Berührungsängste. Die Auszubildenden werden nicht selbst aktiv, sondern nehmen vordergründig Arbeitsaufträge der PraxisanleiterInnen entgegen. Gerade zu Beginn des Praxiseinsatzes ist kaum Eigenaktivität gegenüber dem Sterbenden und seinen Angehörigen vorhanden:

> „[...], dass die sich einfach nur nicht getraut haben, irgendwie selbstständig da was zu machen. Die haben eher das, was man in der Ansage, was wir jetzt tun wollen oder was der Schüler machen soll, das ist gemacht worden aber auch kein Schritt mehr. Also da war so eine richtige, ist mir aufgefallen, so eine Barriere auch einfach da. Zu dem Patienten, zu den Angehörigen natürlich auch, wenn da welche mit da sind." (P4, Z. 67- 71)

Um den Kontakt zum sterbenden oder toten Patienten zu vermeiden, suchen sich die Auszubildenden bewusst patientenferne Tätigkeiten:

> „Wie gesagt die Reaktion eher so (..) ich bin dann mal weg oder ich suche mir was Anderes. Ich suche mir dann plötzlich mal Nebenarbeiten. Ich muss ja nicht mit hin. Das ist jetzt meine Eingebung, dass der Schüler das so gedacht hat, ob es so war weiß ich nicht, aber die wollen das erstmal nicht." (P4, Z. 279-282)

Für einige Schüler stellt die Versorgung eines toten oder sterbenden Menschen eine Grenzsituation im pflegerischen Handeln dar, mit der sie nicht umgehen können:

> *„Also es gibt Schüler die wirklich ganz klar sagen, die können mit dem Tod nicht umgehen. Die wollen das nicht. Die können mit dem Menschen, mit dem unheilbarerkrankten Menschen, gut umgehen, bis zu einer bestimmten Grenze und wenn dann wirklich das in eine Sterbesituation geht oder über dem Tod hinaus, dann sind die draußen." (P2, Z. 266-270)*

Versteinert sein

Die Konfrontation mit einem toten Patienten versetzt unerfahrene Auszubildende in eine Art Schockzustand, in dem sie handlungsunfähig sind und keine äußeren Reaktionen zeigen:

> *„Naja, ich denke mal, dass die erstmal schon wie in einer Schockphase sind. Je nachdem wie oft die das schon erlebt haben. Wenn sie es nicht so oft erlebt haben, dass die erstmal eigentlich geschockt sind und (..) ja erstmal wie starr. Und ich denke mal, dass die meisten jetzt alleine nicht wüssten, was sie machen sollten." (P3, Z. 181-184)*

> *„Ja (..) und was mich total beeindruckt hatte, dass dieser Schüler null Mimik, Gestik noch irgendwas gesagt hatte. Also er war wie versteinert." (P4, Z. 104-106)*

Das innere Erleben der SchülerInnen bleibt den PraxisanleiterInnen überwiegend verborgen:

> *„Die meisten haben das irgendwie jetzt so sehr unauffällig mit sich ausgemacht. Also wenn man dann eine Situation hatte, wo ein Patient im Versterben liegt und wo die dann mit dabei waren. Die meisten haben das eigentlich ganz ruhig und schweigend und still irgendwie (..) erlebt und durchlebt und irgendwie selber mit sich ausgemacht. Da war es eher schwer aus denen eine Reaktion raus zu holen oder überhaupt was die gerade denken. Ob die das sehr belastet, ob die gerade traurig sind, ob das für die vollkommen in Ordnung ist. Das war eher schwierig hinter die Kulisse zu blicken, was die gerade denken."(P3, Z. 66-73)*

Emotionaler Zusammenbruch

Die subjektive Belastung durch den Tod eines Patienten zeigt sich in seltenen Fällen durch starke emotionale Reaktionen, die mit Weinen einhergehen. Die Ursache dafür sehen die PraxisanleiterInnen in der persönlichen Betroffenheit der Auszubildenden durch eigene nicht verarbeitete Verlusterlebnisse. Zudem sind diese mit Bewältigungsproblemen verbunden:

> *„[...] die hatte ich auch mit in das Zimmer genommen, wo ein Patient verstorben ist. Die ist dann aber rausgegangen, da dachte ich erst, dass die kurz frische Luft schnappen muss oder so. Und da bin ich dann aber hinterher, wo der Patient sozusagen dann verstorben war. Und da war sie dann im Aufenthaltsbereich und hat ganz doll geweint sozusagen und da habe ich sie dann gefragt: „Wieso? Und was gerade los ist?" Und da hat sie halt gesagt, dass sie an ihren Opa ganz doll denken musste, der halt auch verstorben ist vor kurzer Zeit." (P3, Z. 74-80)*
> *„Es gibt sehr Emotionale, die wirklich/. Das erlebe ich aber wirklich wenig, dass wirklich viele unwahrscheinlich emotional reagieren und weinen und dann mit der Bearbeitung des Themas unwahrscheinlich Schwierigkeiten haben." (P2, Z. 270-273)*

7.2.5 Angehörige betreuen

In der Kategorie „Angehörige betreuen" wird beschrieben, wie die PraxisanleiterInnen den Kontakt der Auszubildenden zu den Angehörigen der sterbenden oder verstorbenen Patienten wahrnehmen.

Nicht herantrauen

Der Kontakt der SchülerInnen zu den Angehörigen wird von allen PraxisanleiterInnen als distanziert wahrgenommen. Die Auszubildenden haben Berührungsängste den Angehörigen gegenüber und sind in ihrem Handeln gehemmt. Eine Kontaktherstellung erfolgt nur durch Initiierung der PraxisanleiterInnen. Die Ursachen liegen in der Unerfahrenheit der SchülerInnen im Umgang mit den Angehörigen, aber auch in der Situation selbst. Sie haben Angst etwas falsch zu machen und fühlen sich aufgrund der Hierarchieebenen nicht für die Betreuung der Angehörigen zuständig:

> „Ich hab eher das Gefühl, dass sowieso die Auszubildenden sich völlig dort aus dieser Situation rausziehen. (..) Erst wenn ich interveniere und sage: „Du kannst oder Sie können die Angehörigen mal fragen, ob sie etwas zu trinken haben wollen oder du kannst denen anbieten, dass die hier mit schlafen können. Mach denen das Angebot." Wenn ich die dazu anhalte, machen die das, aber ansonsten nicht. Also da sind die (..) meisten eher gehemmt. Sie machen es nur, wenn ich es ihnen sage, weil ich sage, das muss so sein (lacht) oder weil ich sie darum bitte, aber von selber hab ich noch nie jemanden erlebt, der die Initiative ergreift und in dieser schweren Situation von selber Angebote macht. Vielleicht aus Angst etwas falsch zu machen oder weil die Situation eben zu neu und zu vielleicht auch bedrückend und beängstigend ist oder vielleicht weil sie das Gefühl haben, es würde ihnen nicht zu stehen, als Auszubildende." (P1, Z. 193-203)

Gesteigerte Schwierigkeitsstufe

Die Betreuung der Angehörigen wird von den PraxisanleiterInnen als eine gesteigerte Schwierigkeitsstufe bei der Versorgung sterbender und toter Patienten wahrgenommen. Durch die intensive, emotionale Konfrontation mit dem Thema Sterben und Tod befinden sie sich selbst in einer herausfordernden Situation, die durch die Begleitung der Angehörigen noch verstärkt wird, da sich diese in einem ähnlichen Zustand befinden. Demzufolge sind sie erleichtert, wenn die Betreuung der Angehörigen durch erfahrenes Pflegepersonal übernommen wird:

> „Ich denke die bearbeiten das Thema Sterben und Tod ganz intensiv, weil die damit unwahrscheinlich konfrontiert sind und das macht es schwieriger zu sagen jetzt einen Schritt weiter zu gehen und jetzt begleite ich Menschen, die genau in derselben Situation stecken, in der ich jetzt eigentlich auch gerade stecke, nämlich mit dem Tod konfrontiert zu sein."(P2, Z. 323-327)

Lediglich Auszubildende, die bereits über fortgeschrittene Lebenserfahrung verfügen, bringen die nötige Umsicht mit, auch die Bedürfnisse der Angehörigen wahrzunehmen:

> „Es gab Schüler, das war jetzt unser letzter Prüfungsschüler, der einfach in seiner/. Da muss ich aber auch sagen, dass sind Schüler die wirklich den Pflegeberuf als Quereinsteiger gewählt haben. Die ein Studium vorher schon gemacht haben oder eine Ausbildung gemacht haben und wirklich so mit Mitte 20 in die neue Ausbildung reingehen zur Gesund-

heits- und Krankenpflege. Dann zu uns kommen und dann merkt man einfach das ein Rei-
fungsprozess, einfach durch Lebenserfahrung, stattgefunden hat und die Schüler sind in der
Lage wirklich auch mit den Angehörigen sprechen zu können und über die Situation. Die
sind dann wesentlich empathischer, haben einen besseren Rundumblick, um einfach nicht
nur den Patienten in seinem Sterben wahrzunehmen, sondern einfach auch zu erkennen,
mensch da gibt es ja noch eine Frau oder ein Kind, die dahintersteht. Und einfach auch mal
nur zu Fragen, wie es denen geht." (P2, Z328-339)

Integrationsschwierigkeiten im pflegerischen Alltag

Neben den Berührungsängsten der Auszubildenden stellt es für die PraxisanleiterInnen

ein Problem dar, die Angehörigenbetreuung in den pflegerischen Alltag zu integrieren.

Der Tod eines Patienten ist für die Angehörigen eine Ausnahmesituation, in der sie

fachliche Betreuung benötigen und die Anwesenheit von mehr Beteiligten als notwen-

dig als störend empfinden könnten:

„Ich weiß nur oder könnte mir vorstellen, dass auf einer Art sicher für das Pflegepersonal
und für die Angehörigen ja, wenn ein Schüler noch mit dabei steht unangenehm ist, weil es
ist ja eine absolut persönliche Situation und das will man ja vielleicht auch oder muss man
dann auch aushalten können als Angehöriger, wenn das Personal, Pflegepersonal mit je-
manden spricht, also mit den Angehörigen spricht, dann steht der Schüler noch daneben.
Also ich denke, dass das schon recht heikel ist." (P4, Z. 326-332)

Zudem ist es problematisch, dass die SchülerInnen diesbezüglich keinerlei Erfahrun-

gen haben, weil sie in der praktischen Ausbildung davon ferngehalten werden:

„Das eben oftmals diese anderen Stationseinsätze, die Schüler oftmals auch zurückgehal-
ten werden, von diesen angespannten Situationen, auch mit den Angehörigen." (P1, Z. 296-
298)

7.2.6 Rollenverständnis der PraxisanleiterInnen

Die Kategorie „Rollenverständnis der PraxisanleiterInnen" beschreibt, die individuellen

Vorstellungen der PraxisanleiterInnen von der Übernahme und Ausgestaltung ihrer

Rolle.

LernbegleiterIn

Die PraxisanleiterInnen sehen sich selbst als Lernbegleiter. Sie sehen sich als qualifi-

ziertes Fachpersonal, welches die SchülerInnen auf dem Weg ihrer fachlichen Qualifi-

kation begleitet, anleitet und motiviert:

„Wichtig ist wirklich, dass jeder Auszubildende in so einer Situation jemanden hat, der ihm
zur Seite steht, der auch ausgebildet dafür ist jemanden anzuleiten. Auch Ängste zu neh-
men. Zu sagen, wenn es zu viel wird auch mal einen Schritt zurück zu gehen. Das ist ja völ-
lig natürlich. Auch zu motivieren. (...) Einfach auch zu sagen, dass man das auch schaffen
kann, auch für sich selber (..) und das auch in der Ausbildung." (P1, Z. 217-222)

Die aktive Rolle des Wissensvermittlers tritt dabei in den Hintergrund. Den SchülerIn-

nen wird bewusst Verantwortung übertragen und der Praxisanleiter hält sich im Hinter-

grund und nimmt die Position des Assistenten ein:

„Da versuche ich immer, das gelingt mir nicht immer, aber ich versuche mich dann eher so
als Assistent darzustellen. Also ich versuche schon so ein bisschen das der Schüler, je
nachdem wie intensiv er in der Begleitung involviert ist und er schon für sich so das Zepter
in der Hand nimmt zu sagen: „Das könnte man ja mal so und so machen oder so und so.".

Das ich dann einfach nur da bin als Stütze und denjenigen so ein bisschen einlade einfach selbst kreativ zu werden." (P2, Z. 238-243)

Sie verstehen diesen Weg als gemeinsamen Lernprozess und sehen Auszubildenden und PraxisanleiterIn als gleichberechtigte Partner im Lernprozess, wovon auch der Praxisanleiter selbst profitiert:

„Ich will nicht meinen, dass ich besser oder das ich alles besser kann als jeder Schüler sondern die Situation, die immer da ist, zwischen mir und dem Schüler ist das wir voneinander lernen. Ich lerne genauso viel von dem Schüler, wie er von mir und das erwarte ich." (P2, Z. 113-116)

Dabei hat der Praxisanleiter aber auch seine Fürsorgepflicht und den Erziehungsauftrag im Blick. Dies impliziert, dass die Vorerfahrungen der SchülerInnen berücksichtigt werden, um sie vor überfordernden Situationen zu schützen. Zudem stellt der Praxisanleiter einen verlässlichen Begleiter dar, der sich den Bedürfnissen der Schüler annimmt und sich um sie kümmert:

„Tod gehört für mich zum Leben dazu aber ich finde die Auseinandersetzung mit dem Tod ist für mich nicht selbstverständlich, sondern ich habe immer noch die Erziehung. Ich weiß nicht wo derjenige ist, ob er schon mit Tod konfrontiert ist, inwiefern er das als Teil seines Lebens akzeptiert und deswegen bin ich da ziemlich unwahrscheinlich motiviert, dass derjenige aufgefangen wird und immer die Möglichkeit hat mit mir zu sprechen und sich auch wirklich gezielt aus der Situation rauszunehmen und das wird sehr gut angenommen, diese Freiwilligkeit die dahintersteht. Ich kann aber ich muss nicht." (P2, Z. 218-225)

„Naja das man sich Zeit nimmt für die und das man sich in Ruhe mit denen hinsetzt. Aber auf alle Fälle, dass man sich halt für die Zeit nimmt und halt (..) persönlich mit denen die Fragen bespricht, die sie haben. Und das man die halt nicht so im Regen stehen lässt, sondern halt sich um die kümmert." (P3, Z. 207-210)

Vorbilder

Die PraxisanleiterInnen schreiben ihren eigenen Umgang mit sterbenden und toten Menschen sowie der Einstellung mit der sie diesem Thema selbst entgegnen, einen bedeutenden Einfluss auf das situative Erleben der SchülerInnen zu:

„Einfach weil ich es versuche nicht negativ und als schlechte Situation zu verkaufen, sondern dass es eine ganz normale Situation ist, wie halt eine Geburt eines Kindes dazugehört. Ich glaube das hilft vielen (...) sich mit dieser besonderen Situation auch noch einmal auseinanderzusetzen und einfach auch zu merken, dass es nichts Schlimmes ist jemanden auch beim Tod zu begleiten." (P3, Z. 159-164)

Eigene negative Erlebnisse werden von den Lernenden in ihrer späteren Tätigkeit weitergegeben:

„Weil wenn die das in ihrer Ausbildung komplett so lernen, dass die halt (..) ja dann irgendwie angblafft werden: „Ja das ist halt so." Dann machen die das ja auch dann später mal so (lacht), was ja auch nicht optimal ist." (P3, Z. 241-243)

Mit Sterben und Tod konfrontieren

Neben der Begleitung der Lernenden erachten es die PraxisanleiterInnen der Palliativstation als ihre Aufgabe, die Schüler bewusst und behutsam mit dem Thema Sterben und Tod zu konfrontieren, da sie es in diesem Setting als explizite Lernaufgabe verstehen und die SchülerInnen nach dem Ende ihrer Ausbildung diese Aufgabe eigenverantwortlich bewältigen müssen:

> *„Ich finde es wichtig ein Stück weit zu konfrontieren, um einfach zu gucken, wie reagiert derjenige, wie kann man mit so einer emotionalen Situation, Grenzsituation umgehen. Ich setze das aber nicht voraus, dass er das sozusagen umsetzt und jetzt sagt: „So jetzt muss ich über meinen eigenen Tod nachdenken.''' (P2, Z. 130-134)*

> *„Aber man muss ja auch sagen, wenn man dann eben einfach fertig ist mit der Ausbildung, dann muss man es halt auch machen und dann gibt es kein Zurück mehr, dann kann ich nicht sagen: „Kann ich nicht." Also das sind ja Ausnahmesituationen vielleicht, (...) aber generell ist es ja unser Job das zu machen. Also kann ich denjenigen nur an die Hand nehmen und sagen: „Wir machen das jetzt." (P1, Z. 71-76)*

Dabei ist es ihnen wichtig Sterben und Tod auch sprachlich, als genau diese Begriffe zu fassen und nicht durch andere Wortverwendungen zu verfremden:

> *„Also ich rede da auch nicht um den heißen Brei. Ich spreche dann wirklich gezielt von Sterben. Ich spreche halt auch so ein bisschen die Merkmale an, die der Tod jetzt mit sich bringt. Das ist mir ganz besonders wichtig. Einmal um einfach zu zeigen, dass es nichts Schlimmes ist und das es leider, leider nicht, aber alltäglich ist das Menschen bei uns sterben." (P2, Z. 252-256)*

8 Gesamtdiskussion der Arbeit

8.1 Diskussion der Ergebnisse

Das Ziel dieser Arbeit ist es, die subjektiven Erfahrungen von Auszubildenden bei der pflegerischen Versorgung von sterbenden und toten Menschen im Rahmen der praktischen Gesundheits- und Krankenpflegeausbildung zu erfassen und durch die Außenperspektive der PraxisanleiterInnen zu vervollständigen. Dadurch ist es möglich eine erweiterte Sichtweise zu erlangen und entsprechende Handlungsempfehlungen zu ermitteln. Im folgenden Teil der Arbeit werden vordergründig die eruierten Ergebnisse der Auszubildenden anhand der theoretischen Grundlagen und des aktuellen Forschungsstandes diskutiert. Ergebnisse der PraxisanleiterInnen fließen an ausgewählten Stellen mit ein und erweitern die Perspektive und den Diskussionsrahmen.

Die vorliegende Forschungsarbeit bestätigt die Ergebnisse internationaler Studien bezüglich der fehlenden Vorerfahrungen der Lernenden (vgl. Parry 2011, S. 450; Ek et al. 2014, S. 510; Anderson et al. 2015, S. 697), sodass die Konfrontation nicht selten, direkt im ersten praktischen Stationseinsatz erfolgt und die Lernenden „ins kalte Wasser geworfen werden". Im Zuge der Unerfahrenheit und der fehlenden theoretischen Vorbereitung, die auch in vorausgegangen Studien (vgl. Huang et al. 2010, S. 2286; Mutto et al. 2010, S. 1447; Parry 2011, S. 450; Strang et al. 2014, S. 197; Sampaio et al. 2015, S. 310) bestätigt wurde, sind die SchülerInnen mit der pflegerischen Versorgung eines sterbenden und toten Patienten überfordert. Laut den PraxisanleiterInnen liegt dies vor allem zu Ausbildungsbeginn darin begründet, dass die Grundlagen pflegerischen Handelns noch nicht gefestigt sind und eine behutsame Konfrontation mit der Situation in der Praxis nicht immer gewährleistet wird.

Hinsichtlich der Belastungsfaktoren deckt sich die Wahrnehmung der Befragten weitestgehend mit den Ausführungen der Literatur. Der Tod junger Patienten wird von den Auszubildenden als belastender erlebt, als der von Patienten fortgeschrittenen Alters (vgl. Kent et al. 2012, S. 3505; Strang et al. 2014, S. 197). Er wird als ungerecht wahrgenommen und kann infolge des nicht gelebten Lebens nur schwer verstanden werden (vgl. Hirsmüller/Schröer 2012, S. 56). Der unerwartete Tod von Patienten zu denen die Lernenden eine Beziehung aufgebaut hatten, hinterließ bei den Auszubildenden einen nachhaltigen Eindruck. Diese Einflussfaktoren wurden in Studien (vgl. Kent et. al. 2012, S. 3505; Ohlrogge 2012, S. 44f.) als separate Faktoren identifiziert, scheinen aber in Kombination einen verstärkten Belastungsfaktor darzustellen. Die Ursache liegt möglicherweise in der fehlenden Realisierung- und Verabschiedungsmöglichkeit begründet, sodass die Zustandsverschlechterung des Patienten nicht nachvollzogen werden kann.

Als stärksten Belastungsfaktor wird das Miterleben von emotionalen Verlust- und Trauerreaktionen der Angehörigen identifiziert. Dies bestätigen auch die Arbeiten von Kent (2012) und Ohlrogge (2012). In Anbetracht, dass sich die Angehörigen in mehrfacher Hinsicht in einer existentiellen Krise befinden (vgl. Brandstätter 2014, S. 69f.), löst deren Reaktion eine besondere Betroffenheit bei den Auszubildenden aus, die persönliches Mitleiden hervorruft.

Neben den Faktoren, die durch den Patienten bedingt sind, üben familiäre Vorerfahrungen, persönliche Reife sowie die Persönlichkeit des Auszubildenden selbst einen Einfluss auf das Erleben von Sterben und Tod im Rahmen der praktischen Ausbildung aus. Diese Ergebnisse werden durch Strang (2014) und Hagelin (2016) bestätigt. PraxisanleiterInnen heben in diesem Kontext besonders pflegerisch unerfahrene SchülerInnen und Auszubildende hervor, die durch nicht verarbeitete eigene familiäre Sterbeerfahrungen belastet sind. Die Annahme von Chen et al (2006), dass die Angst der Lernenden vor sterbenden Patienten mit steigender Erfahrungsanzahl zunimmt, wird nicht geteilt.

Personal- und Zeitmangel, wie er auch in der Studie von Ohlrogge (2012) eruiert wurde, üben einen zusätzlichen Druck auf die Lernenden aus. Infolge dessen stellt die Teilnahme an der pflegerischen Versorgung von sterbenden oder toten Patienten keine Wahlmöglichkeit mehr dar, sondern wird vom Fachpersonal vorausgesetzt.

Besonders belastet werden die Lernenden, wenn sie Extremsituationen mit sterbenden und toten Menschen ausgesetzt sind. Zwei der Auszubildenden erlebten mehrere Fehlgeburten[24] im Rahmen ihres gynäkologischen Praxiseinsatzes, die für sie als „allerschlimmste" Erfahrungen im Kontext von Sterben und Tod in Erinnerung blieben. Die Paradoxie zwischen gewollten und ungewollten Tod des ungeborenen Lebens, versetzt die Auszubildenden in eine innere Konfliktsituation. Zudem kann der Tod im Mutterleib nicht fasslich begründet werden und löst bei den Lernenden Angst vor Selbstbetroffenheit aus. Vorstellbar ist auch, dass die Auszubildenden dem gynäkologischen Einsatz mit anderen Erwartungen entgegenblickten und anders wie auf einer Palliativstation, den Tod in diesem Setting nicht erwarten. In der Literatur kann diesbezüglich auf keinerlei Ergebnisse zurückgegriffen werden. Wie Ek et al. (2013) bestätigen, stellt auch der unwürdige Umgang mit sterbenden und toten Patienten eine Belastungssituation für die Lernenden dar. In diesem Zusammenhang ist besonders auf den groben Umgang mit dem Leichnam sowie dem ignoranten Verhalten von Fachpersonal gegenüber

---

[24] Der Tod von Kindern stellte ein Ausschlusskriterium der Literaturrecherche dieser Arbeit dar. Das Erleben von Fehlgeburten ist vom Tod von Kindern abzugrenzen und wird als Extremsituation in der Gesundheits-und Krankenpflegeausbildung erachtet. Eine nachträgliche Recherche brachte keine Forschungsergebnisse zu dieser Thematik hervor.

Sterbenden zu verweisen. Die Ursache dafür liegt in der Enttäuschung der eigenen Erwartungen und Vorstellungen der Auszubildenden begründet, die sie an die Versorgung eines sterbenden oder toten Patienten stellen.

Die Teilnahme an der postmortalen Pflege eines Patienten wird im normalen stationären Setting als Ausnahme erfahren, sodass examinierte Pflegekräfte die Auszubildenden aus der bewussten, sensiblen Konfrontation mit toten Menschen „raushalten". Dadurch wird deutlich, dass der Erfahrungszuwachs in diesem Bereich von den sich eröffnenden Möglichkeiten und den anleitenden Pflegekräften abhängig ist. Wurden die Auszubildenden allerdings an der postmortalen Pflege beteiligt, erachteten sie es als besondere Ehre dem toten Patienten den letzten pflegerischen Dienst zu kommen zu lassen (vgl. Kent et al. 2012, S. 1261). Dieser wird als letzter Akt der Menschlichkeit verstanden (vgl. Nagele/Feichtner 2012, S. 73), zudem ist es für die Auszubildenden eine erfüllende Erfahrung, „[...] da sie die abschließende Demonstration einer respektvollen, einfühlsamen Pflege eines Patienten darstellt." (Higgins 2013, S. 223).

Die optischen Veränderungen des Leichnams wirken „komisch" auf die Auszubildenden. Eine Lernende zieht den Vergleich zu einer Wachsfigur. Eine weitere Schülerin, nahm keine optischen Veränderungen infolge des Todes am Patienten wahr, sodass sie diesen für schlafend erachtete. Dies bestätigt die Ergebnisse von Ek et al (2014), die in ihrer qualitativen Untersuchung herausfanden, dass tote Patienten überwiegend schlafend wahrgenommen werden und die vorausgehenden Konfrontationsängste unbegründet sind (vgl. Ek et al. 2014, S. 512). Interessanterweise betonte eine Lernende, dass sie jedes Gesicht der betreuten toten Patienten noch deutlich vor sich sehe. Dies stützt die Ergebnisse von Edo-Gual et al. (2014) und verdeutlicht, dass der Anblick des Leichnams einen enormen Eindruck hinterlässt (vgl. Edo-Gual et al. 2014, S. 3504). Es wird deutlich, dass das Erleben eines sterbenden und toten Patienten im Allgemeinen ein besonderes Ereignis für die Lernenden darstellt, welches ihnen nachhaltig im Gedächtnis bleibt. Eine besondere Bedeutungszumessung des ersten toten oder sterbenden Patienten, wie sie bei Anderson et al. (2015) und Edo-Gual et al. (2014) ermittelt wurde, kann nicht bestätigt werden.

Im Rahmen des „Zurechtmachens" des Leichnams beschreiben die Lernenden standardisierte Vorgehensweisen, wie sie auch in der Literatur zu finden sind (vgl. Nagele/Feichtner 2012, S. 74f.). Sie entfernten medizinische Geräte im Raum sowie vorhandene Zugänge am Patienten. Der Leichnam wurde in einigen Fällen noch einmal gewaschen und mit frischer Kleidung versorgt, gebettet und gelagert. Es fiel auf, dass alle Auszubildenden den Leichnam nochmal „schön gekämmt" haben. Dies verdeutlicht, dass der würdevolle Umgang mit den Patienten über den Tod hinausreicht. Die Lernenden berücksichtigen die mutmaßlichen Bedürfnisse des Patienten auch nach

seinem Ableben (vgl. Higgins 2013, S. 225) und arrangieren eine würdevolle Verabschiedungssituation, die den Angehörigen einen friedlichen, reinen und zufriedenen
Anblick des Toten ermöglicht.

Im Rahmen der postmortalen Pflege kommen die Auszubildenden mit stations- und
personalspezifischen Verabschiedungsritualen, wie dem Auflegen von Blumen oder
dem Entzünden von Kerzen in Berührung. Fast alle Auszubildenden benannten in diesem Kontext die Öffnung des Fensters, welches eine Lernende mit der Befreiung der
Seele begründet. Die Durchführung von Ritualen wird von den Lernenden als hilfreich
erachtet (vgl. Ohlrogge 2012, S. 54). Die individuellen Gestaltungsfreiräume werden
unterstützend von den Lernenden wahrgenommen und stellen eine Möglichkeit der
Wiedergutmachung für den Tod dar. Die Perspektive der PraxisanleiterInnen eröffnet,
die positiven Auswirkungen der aktiven Beteiligung der Auszubildenden an der Ritual-
gestaltung.

Wie bereits in internationalen Studien dargelegt, geht die Konfrontation mit einem toten
oder sterbenden Patienten bei den Auszubildenden mit Gefühlen von Aufregung, Über-
forderung, Unsicherheit und Trauer einher (vgl. Huang et al. 2010, S. 2286; Muñoz-
Pino 2013, S. 90; Strang et al. 2014, S. 197; Heise/Gilpin 2016, S. 105). Infolge ihrer
Unerfahrenheit und der fehlenden Vorbereitung, wissen sie nicht, wie sie sich in der
Situation verhalten sollen und müssen die Situation zuerst für sich selber fassen. In der
Wahrnehmung der PraxisanleiterInnen besteht vor allem zu Beginn eine regelrechte
„Barriere", wo sich die Auszubildenden von der unbekannten Situation fernhalten, sich
bewusst patientenferne Tätigkeiten suchen und selten Eigenaktivität gegenüber dem
Sterbenden aufbringen. Für einige der Auszubildenden stellt der Umgang mit sterben-
den und toten Menschen eine Grenze ihres pflegerischen Handelns dar.

Äußere Reaktionen in Form von Weinen oder emotionalen Zusammenbrüchen stellten
eine Ausnahmereaktion auf den Tod eines Patienten dar. Dies bestätigen die Ergebnisse von Ohlrogge (2012) und Ek et al. (2014). Die PraxisanleiterInnen beschreiben
bei den SchülerInnen einen schockähnlichen Zustand, in dem sie handlungsunfähig
sind und keine äußeren Reaktionen zeigen. Diese äußere Perspektivenwahrnehmung
stimmt mit den Ergebnissen von Parry (2011) und Heise/Gilpin (2016) überein. Außenstehenden bleibt das innere Gefühlserleben der Auszubildenden überwiegend verborgen.

Dies spiegelt sich auch im Verhalten der SchülerInnen nach der Konfrontation mit einem toten Patienten wieder. Alle der Interviewten geben an, das Erlebte gut „wegzu-
stecken", was sie auf ihre bewusste emotionale Distanzierung zurückführen. Dabei hat
jeder Lernende für sich verschiedene Bewältigungsstrategien gefunden. Eine ist das
„Loswerden", welches sich als wichtigste Bewältigungsstrategie herausstellte. Die Ler-

nenden teilen ihr Erleben mit an der Erfahrung beteiligten Pflegekräften, der Familie und Freunden (vgl. Kent et al. 2012, S. 1261). Eine besondere Stellung nehmen dabei befreundete Klassenkameraden ein, da diese sowohl über die vertraute, als auch die fachliche Komponente verfügen. Kent et al. (2012) identifizierten Freunde aus dem Gesundheitswesen, als die bedeutendsten Gesprächspartner, dies kann nicht umfänglich bestätigt werden, da auch die größere emotionale Beteiligung von medizinisch unerfahrenen Personal ein Auswahlkriterium darstellte. Eine weitere Bewältigungsstrategie stellt das bewusste Ablenken, durch Musik hören oder spazieren gehen dar. Gerade Extremsituation belasten die Auszubildenden über ihre berufliche Tätigkeit hinaus, sodass sie diese „mit nach Hause nehmen" und sich auch in ihrer Freizeit daran erinnern.

Pflegekräfte und PraxisanleiterInnen, die einen positiven Umgang mit Sterbenden verfolgten und den SchülerInnen erklärend zur Seite standen, wurden von den SchülerInnen bewundert und fungierten als positive Vorbilder (vgl. Ohlrogge 2012, S. 48). Dies wird durch die Perspektive der PraxisanleiterInnen untermauert, die ihren eigenen Umgang mit sterbenden und toten Menschen sowie der Einstellung mit der sie diesem Thema selbst entgegnen, einen bedeutenden Einfluss auf das situative Erleben der SchülerInnen zuschreiben. Eine offene Haltung, die Sterben und Tod als Bestandteil des menschlichen Daseins akzeptiert, setzt voraus, dass eine Auseinandersetzung mit der eigenen Endlichkeit des Lebens sowie mit persönlichen Verlusterfahrungen stattgefunden hat (vgl. Kulbe 2010, S. 40).

Der überwiegende Teil der Auszubildenden stieß im Rahmen der praktischen Ausbildung auf desinteressiertes und emotional unterkühltes Pflegepersonal, welches sich nach dem Tod eines Patienten der regulären Fortführung des Stationsbetriebes widmete. Das Thema wurde „totgeschwiegen" und eine kommunikative Auseinandersetzung mit den Lernenden oder im Team blieb aus. Die Ergebnisse von Ek et al. (2014), weisen darauf hin, dass die fehlende Unterstützung durch examinierte Pflegekräfte zur Kontaktvermeidung mit sterbenden und toten Patienten führen kann (vgl. Ek et al. 2014, S. 514). Besonders die kommunikative Begleitung wird von den PraxisanleiterInnen als wichtigste Unterstützungsmöglichkeit vor, während und nach dem Tod eines Patienten erachtet. Denn nur durch diese vertrauensvolle Beziehung, sind die Lernenden auch in der Lage Emotionen zu zeigen (vgl. Parry 2011, S. 450). Des Weiteren wurden die Auszubildenden aus der Pflege von sterbenden oder toten Patienten „rausgehalten". Ihnen werden bewusst andere Tätigkeiten entfernt des Verstorbenen zugewiesen.

In Anbetracht, dass der Angehörigenbetreuung innerhalb der pflegerischen Versorgung von sterbenden und toten Patienten eine besondere Bedeutung zu Teil wird (vgl. WHO

2016), untermauert diese Forschungsarbeit das diesbezüglich erheblicher Ausbildungsbedarf besteht. Die SchülerInnen beschreiben wenige Situationen, in denen sie sich die Betreuung von Angehörigen „zutrauen". Sie stehen ihnen intuitiv durch ihre körperliche Anwesenheit und die Initiierung von Gesprächen bei. Die Ursache dafür liegt häufig in der nichtvorhandenen Beziehung zu den Angehörigen begründet, sodass sie sich distanziert verhalten. Sie gehen der Konfrontation mit den Angehörigen bewusst aus dem Weg, da sie nicht wissen, wie sie die Angehörigen emotional betreuen können. Dies bestätigen die Ergebnisse der Forschungsarbeiten von Huang et al. (2010), Parry (2011) und Sampaio et al. (2015). Zudem löst das Leid und die Trauer der Angehörigen, starkes Mitgefühl und emotionale Reaktionen bei ihnen aus. Diese Wahrnehmung wird durch die Perspektive der PraxisanleiterInnen verstärkt, die die Ursache des „nicht Herantrauens" auch darin begründet sehen, dass sich die Auszubildenden aufgrund hierarchischer Strukturen nicht für die Betreuung berechtigt sehen. Des Weiteren befinden sich die Lernenden durch die Konfrontation mit dem Tod selbst in einer herausfordernden Situation, die durch die Begleitung der Angehörigen noch verstärkt wird und eine gesteigerte Schwierigkeitsstufe darstellt. Dies in den pflegerischen Alltag zu integrieren und zu üben, stellt eine „heikle" Angelegenheit dar.

8.2 Implikationen für die Gesundheits- und Krankenpflegeausbildung

Das Ziel dieser Arbeit ist es Handlungsempfehlungen für die theoretische und praktische Gesundheits- und Krankenpflegeausbildung abzuleiten. Die folgenden Implikationen gründen sich auf den Interviewergebnissen der Auszubildenden und der PraxisanleiterInnen dieser Forschungsarbeit.

Grundlegend muss konstatiert werden, dass die Konfrontation mit sterbenden und toten Menschen bereits zu Beginn der pflegerischen Ausbildung erfolgt und sich die Lernenden seitens der Theorie unvorbereitet fühlen. Demzufolge ist es unabdingbar, dass der Lerngegenstand „Sterben und Tod" nicht an das Ende der Ausbildung gehört, sondern bereits frühzeitig im theoretischen Rahmen thematisiert wird und im Verlauf der Ausbildung eine Vertiefung erfährt. Dabei ist es wichtig, dass das Thema „Sterben und Tod" in einem ganzheitlichen Kontext in entsprechender Tiefe Anklang findet. Eine Möglichkeit stellt die Bearbeitung im Rahmen einer Projektwoche dar. Dies eröffnet den nötigen Raum für Selbstreflexionen und ganzheitliche thematische Betrachtung. Nicht nur die Versorgung von sterbenden und toten Menschen sollte erschlossen werden, sondern es sollten beispielsweise auch Themen wie Trauer, Angehörigenbetreuung, Rituale, alternative unterstützende Therapiekonzepte, kultursensible Pflege und Bewältigungsstrategien im Umgang mit Sterben und Tod Anklang finden.

Neben der pflegerischen Versorgung des Patienten ist es unabdinglich, die Auszubildenden auf die emotionale Betreuung der Angehörigen vorzubereiten, da diesbezüglich große Wissensdefizite und Unsicherheiten bestehen. Wie bereits mehrere internationale Studien bestätigt haben (Fluharty et al. 2012; Gillan et al. 2013; Lippe/Becker 2015), stellt der Einsatz von Simulationen zur Vorbereitung auf die Konfrontation mit realen sterbenden und toten Menschen eine positive Lernerfahrung für die Auszubildenden dar. Ängste und Unbehagen werden dadurch abgelegt und die Lernenden erhalten die Möglichkeit effektive Kommunikation in einem geschützten Rahmen zu üben (vgl. Fluharty 2012, S.142). Diese positiven Aspekte sollten auch in der Gesundheits- und Krankenpflegeausbildung in Deutschland berücksichtigt werden und in Form simulativer Lernarrangements bearbeitet werden.

Besonderen Lernzuwachs schreiben die Auszubildenden der Teilnahme an Exkursionen bei der Erschließung des Themas zu. Diese sind im Rahmen einer Projektwoche gut zu realisieren und können je nach Präferenzen der Lernenden im Sinne der Subjektorientierung, beispielsweise auf einen Besuch im Hospiz, der Palliativstation, im Bestattungshaus oder im Krematorium ausgerichtet sein.

Um den Lerngegenstand „Sterben und Tod" auch in der praktischen Ausbildung zu bearbeiten, gilt es diesem grundsätzlich eine positive, offene Haltung entgegenzubringen und ihn als solchen auch sprachlich zu benennen. Sterben und Tod sind einmalige Erfahrungen in der Biographie eines jeden Menschen, sodass es ein besonderes Privileg darstellt einen Patienten auf diesem Weg zu begleiten. Diese Einstellung, darf nicht nur auf Palliativstationen begrenzt bleiben, sondern muss im Grundverständnis aller Pflegenden verankert sein. Dies impliziert, dass die individuelle Lebensbegleitung von Sterbenden und ihren Angehörigen zum beruflichen Selbstverständnis und der Grundhaltung aller Pflegekräfte gehören muss (vgl. Griegoleit 2012, S.214). Nur so ist es möglich, dass Auszubildende „Sterben und Tod als besonderen Moment erfahren". Wesentlich dabei ist, dass den SchülerInnen die positiven Aspekte dieser Erfahrung eröffnet werden und sie frühzeitig, behutsam und einfühlsam, unter der Vorrausetzung der Freiwilligkeit, durch erfahrene Pflegekräfte dahin geführt werden (vgl. Edo-Gual et al. 2014, S. 3507). Dies erfordert das Vorhandensein einer festen Bezugs- und Ansprechperson während des gesamten Praxiseinsatzes sowie ein Pflegeteam, was sich für die Bedürfnisse des Auszubildenden verantwortlich fühlt. PraxisanleiterInnen und anderen mit der Betreuung von Auszubildenden betrauten Pflegekräften kommt eine besondere Bedeutung vor, während und nach dem Tod eines Patienten zu (vgl. Parry 2011, S. 450). In diesem Kontext ist es erforderlich nicht nur Wissensvermittler, sondern vor allem Lernbegleiter für die Auszubildenden zu sein (vgl. Bohrer 2005, S. 60). Es ist notwendig ihnen Verantwortung zu übertragen, sie an der Pflege sterbender und toter Patienten zu beteiligen und ihnen als „Stütze" konstant zur Seite zu stehen. Dabei obliegt den betreuenden Pflegekräften die besondere Verantwortung Belastungssituationen der SchülerInnen zu erkennen und wenn erforderlich „die Reißleine zu ziehen". Individueller Unterstützungsbedarf und Vorerfahrungen der Lernenden müssen bereits bei dem absehbaren Tod eines Patienten in Erfahrung gebracht werden und sollten idealerweise zu Beginn jedes Praxiseinsatzes eruiert werden. Wie die Ergebnisse dieser Arbeit zeigen, besteht seitens der praktischen Ausbildung Handlungsbedarf, die Auszubildenden an der Betreuung der Angehörigen zu beteiligen. Die fehlende Beziehung zu den Angehörigen, stellt eine Handlungsbarriere dar, sodass der Zugang über diese eröffnet wird. Demnach gilt es den Beziehungsaufbau bewusst anzuregen, beispielsweise indem Gesprächssituationen arrangiert werden oder den SchülerInnen Möglichkeiten aufgezeigt werden, wie sie die Angehörigen der Sterbenden in die Pflege integrieren können. Auszubildenden müssen Beobachtungsmöglichkeiten eröffnet werden, um zu lernen, wie sie mit emotionalen Reaktionen der Angehörigen umgehen können.

Direkt vor der Konfrontation mit einem toten Patienten erfolgt eine kommunikative Auseinandersetzung mit dem Schüler, diese beinhaltet eine genaue Beschreibung des Ablaufs der postmortalen Pflege und eventuell auftretender Zwischenfälle, sodass die SchülerInnen kognitiv darauf vorbereitet werden. Bei der Durchführung der postmortalen Pflege sorgt die verantwortliche Pflegekraft für eine ungestörte Atmosphäre und gewährleistet eine kontinuierliche gemeinsame Versorgung. Es empfiehlt sich eine langsame Annäherung an den Leichnam, sodass vorerst medizinische Geräte entfernt werden und folgend die standardisierte Versorgung des Toten unter genauer Anleitung und Erklärung erfolgt. Im Rahmen der postmortalen Pflege eröffnen sich eine Vielzahl von Möglichkeiten die Auszubildenden aktiv an der Gestaltung des Verabschiedungsrituals zu beteiligen, beispielsweise kann ihnen die Auswahl der Kleidung des Verstorbenen oder die Umgebungsgestaltung durch Blumen und Kerzen übertragen werden. Das Erfahren ritueller Bestandteile stellt eine hilfreiche Komponente dar (vgl. Ohlrogge 2012, S. 54). Nach Abschluss der postmortalen Pflege sollte den SchülerInnen das Angebot einer alleinigen Verabschiedung unterbreitet werden. Direkt nach der Versorgung muss den Lernenden der erforderliche Reflexionsrahmen zur Verfügung gestellt werden. Darüber hinaus empfiehlt es sich die erlebte Situation auch zu einem späteren Zeitpunkt, wenn der Auszubildende die erlebten Eindrücke verarbeitet hat, erneut zu thematisieren. Die folgende Abbildung fasst die wesentlichen Handlungsempfehlungen zusammen:

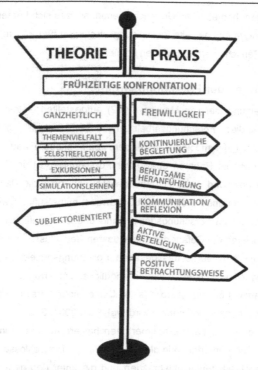

STERBEN & TOD ALS LERNGEGENSTAND

Abbildung 1: Handlungsempfehlungen für die Gesundheits- und Krankenpflegeausbildung

Die Ergebnisse dieser Studie verweisen darauf, dass nicht nur im Bereich der prakti-schen und theoretischen Ausbildung Handlungsbedarf besteht, sondern auch im Kon-text der Fort- und Weiterbildung. Die Konfrontation mit Sterben und Tod ist in nahezu jedem stationären Setting gegeben. Um einen sensibleren Umgang mit Auszubilden-den in der pflegerischen Versorgung von sterbenden und toten Menschen anzubah-nen, sind spezifische Fortbildungen des gesamten Pflegepersonals erforderlich. Zudem muss im Rahmen der PraxisanleiterInnenweiterbildung eine gezielte Lerneinheit der Anleitung im Bereich von sterbenden und toten Patienten gewidmet werden, sodass PraxisanleiterInnen auch in dieser besonderen Situation in der Lage sind, lernförderli-che Bedingungen zu arrangieren (vgl. Mamerow 2016, S. 6).

Neben den auf den Ergebnissen dieser Arbeit begründeten Handlungsempfehlungen, liefern die Erkenntnisse dieser Arbeit wichtiges Material, damit sich PraxisanleiterIn-nen, Pflegekräfte und Pflegepädagogen empathisch mit diesem Thema auseinander-setzen können. Zudem können die Erfahrungen der Auszubildenden als exemplarische

Grundlage für den theoretischen Unterricht dienen, sodass sich Lernende in den Erfahrungen wiederfinden und gezielte Bewältigungsstrategien für den Umgang mit sterbenden und toten Menschen erörtert werden können.

8.3 Limitationen der Forschungsarbeit

Trotz der Umsetzung, der von Mayring (2002) aufgestellten Gütekriterien qualitativer Forschung, weist diese Forschungsarbeit Limitationen hinsichtlich der Datenerhebung und Auswertung auf, die im folgenden Teil der Arbeit transparent aufgezeigt werden.

In Anbetracht, dass im Rahmen qualitativer Forschung, „[...] der Forschende selbst zum Messinstrument wird, lässt sich kaum realisieren, dass die Datenerhebung nicht durch dessen Person und Persönlichkeit unbewusst mitbeeinflusst wird (Misoch 2015, S. 234). Die Nähe zum Forschungsgegenstand und die beruflichen Erfahrungen der Forscherin implizieren die Gefahr der unbewussten Beeinflussung der Ergebnisse. Um den entgegenzuwirken wurde das gesamte Forschungsprojekt nachvollziehbar und transparent abgebildet. Zudem könnten mögliche Verzerrungen reduziert werden, wenn der gesamte Forschungsprozess im Sinne einer Forschertriangulation, durch mehrere Forschungspersonen betreut wird (vgl. Flick 2004, S. 53).

Die Rekrutierung der InterviewteilnehmerInnen basiert auf dem Prinzip der Annehmlichkeit, sodass TeilnehmerInnen in die Untersuchung eingeschlossen wurden, die den Ein- bzw. Ausschlusskriterien entsprachen und die unter den gegeben Bedingungen am einfachsten zugänglich waren (vgl. Flick 2011, S. 166). Zudem gründet sich die Teilnahme der Interviewten auf deren Interesse und Freiwilligkeit, sodass es wahrscheinlich ist, dass sich diejenigen gemeldet haben, die ein persönliches Interesse am Thema verfolgen. Diese Selbstaktivierung bringt den Nachteil der Selektivität mit sich (vgl. Reinders 2012, S. 120), kann aber aufgrund ethischer Prinzipien nicht ausgeschlossen werden. Lediglich eine breiter angelegte Datenerhebung kann die Vergleichbarkeit erhöhen. In Anbetracht der anstehenden Abschlussprüfungen war die Resonanz der Auszubildenden sehr begrenzt. Eine Befragung zu einem früheren Zeitpunkt hätte möglicherweise eine größere Teilnehmerauswahl ermöglicht, sodass zwar wenige aber möglichst unterschiedliche Fälle die Variationsbreite der Auszubildenden erhöht hätte (vgl. Flick 2010, S. 165).

Eine weitere Grenze ergibt sich aus der geringen größere der Stichprobe. In Anbetracht der jeweils vier durchgeführten Interviews konnte keine theoretische Sättigung erreicht werden, sodass die Ergebnisse keine verallgemeinernden Rückschlüsse zu lassen. Zudem beschränkte sich die Untersuchung auf eine Institution in Sachsen, sodass die Ergebnisse auch durch spezifische institutionelle Einflüsse nicht unreflektiert auf andere Institutionen übertragen werden können. In Anbetracht, dass ausschließlich

PraxisanleiterInnen befragt wurden, die auf Palliativstationen tätig sind oder waren, ist das Erleben der Auszubildenden durch die PraxisanleiterInnen in diesem speziellen Setting begrenzt und unterliegt keiner Verallgemeinerung auf andere stationäre Bereiche.

Die Durchführung der Befragung erfolgte auf der Grundlage leitfadengestützter episodischer Interviews, deren Ausgangspunkt die Abfrage von narrativ-episodischen und semantischen Wissen der Befragten darstellt (vgl. Flick 2011, S. 238). Im Nachhinein muss konstatiert werden, dass die Eruierung semantischer Wissensanteile, im Leitfaden weniger Berücksichtigung fand. Es erfolgte keine Abfrage von subjektiven Definitionen, lediglich abstraktere Zusammenhänge wurden durch Frageimpulse eingefordert, sodass der Schwerpunkt auf den Erzählungen von Situationen lag. Diese lieferten umfassende Einblicke in das subjektive Erleben der Befragten. In diesem Zusammenhang wurde im Rahmen der Interviewführung wahrgenommen, dass es vor allem den PraxisanleiterInnen schwerfiel, konkrete Situationen zu beschreiben. Diese argumentierten eher allgemein und wurden den erzählgenerierenden Aufforderungen nur teilweise gerecht. Möglicherweise hat die Autorin aufgrund ihrer Unerfahrenheit die Stimulierung von Erzählaufforderungen nur ungenügend verinnerlicht und zu wenig vertiefende Nachfragen gestellt (vgl. Flick 2011, S. 244). In Anbetracht des Erfahrungsmangels resultierte zu Beginn der Datenerhebung auch Unsicherheit hinsichtlich des freien Umganges mit dem Interviewleitfaden (vgl. Hopf 2010, S. 359).

Des Weiteren muss bedacht werden, dass in jedem Interview das Risiko von Interviewereffekten vorhanden ist und Geschlecht, Alter, Aussehen und Persönlichkeit des Interviewers einen unbewussten Einfluss auf die Antworten der Befragten ausüben können (vgl. Döring/Bortz 2016, S. 362). Die Antworten der Interviewten wirkten offen und ehrlich auf die Interviewerin. Dennoch kann nicht ausgeschlossen werden, dass aus Furcht vor sozialer Verurteilung in der Live-Situation des persönlichen Interviews auch Fragen im Sinne der sozialen Erwünschtheit beantwortet wurden, „[...] um vor dem Interviewer gut dazustehen." (vgl. Döring/Bortz 2016, S. 357.).

Die Auswertung der Daten mittels des offenen Kodierens stellte ein grobes Regelwerk da, welches der Forscherin die notwendige Kreativität eröffnete, um das vorhandene Datenmaterial zu konzeptualisieren und zu kategorisieren. Aufgrund ihrer Unerfahrenheit nahm die Auswertung der Interviews viel Zeit in Anspruch und kristallisierte sich zu einem intensiven Arbeitsprozess heraus. Das Problem unerfahrener Forscher besteht darin, sich nicht von den vorhandenen Daten zu lösen, sodass sie geneigt sind „[...] ihr Datenmaterial mit eigenen Worten noch einmal zu reproduzieren." (Alheit 1999, S. 15). Dieser von Alheit thematisierte Anfängerfehler kann nicht ausgeschlossen werden, auch wenn die Forscherin sich im Vorfeld eingehend mit den theoretischen Grundlagen der Datenauswertungsmethode auseinandergesetzt hat. Eine Forschertriangulation wäre diesbezüglich gewinnbringend gewesen, um subjektiven Einflüssen entgegen zu wirken und die Ergebnisse vor einem Hintergrund verschiedener Einstellungen und Erfahrungen zu analysieren (vgl. Flick 2004, S. 53). Lediglich durch die Überprüfung und Abstimmung des Kategoriensystems mit der Erstbetreuerin konnte eine ansatzweise Perspektivenerweiterung geschaffen werden.

Bei einem höheren zeitlichen, inhaltlichen und personellen Bearbeitungsumfang dieser Arbeit wäre es denkbar, im Sinne der Methodentriangulation, eine schriftliche Befragung bei einer größeren Stichprobe auf Basis der Erkenntnisse dieser Arbeit durchzuführen. Diese Kombination aus qualitativer und quantitativer Methodik würde zu einem tieferen Verständnis des Untersuchungsgegenstandes führen und die wissenschaftliche Qualität dieser Arbeit erhöhen (vgl. Schründer-Lenzen 2010, S. 149).

9 Fazit und Ausblick

Die vorliegende Arbeit diente dazu, das subjektive Erleben von Auszubildenden bei der pflegerischen Versorgung von sterbenden und toten Menschen innerhalb der praktischen Gesundheits- und Krankenpflegeausbildung mehrperspektivisch abzubilden und darauf basierend konkrete Handlungsempfehlungen für die theoretische und praktische Ausbildung abzuleiten.

Dabei konnte zunächst festgestellt werden, dass die Konfrontation mit sterbenden und toten Menschen bereits zu Beginn der praktischen Ausbildung erfolgt und die Lernenden zu diesem Zeitpunkt in den meisten Fällen erstmalig direkt mit einem Sterbenden oder Toten in Berührung kommen. Infolge der fehlenden familiären und theoretischen Vorkenntnisse fühlen sich die Auszubildenden nicht auf die Situation vorbereitet und werden „ins kalte Wasser geworfen". Diese Art der Konfrontation geht mit innerer Aufregung einher und führt zu Gefühlen von Überforderung, Hilflosigkeit und Trauer.

Zudem zeigen die Ergebnisse dieser Untersuchung, dass der Tod und das Sterben von jungen Patienten sowie der plötzliche Tod von Patienten, zu denen die Auszubildenden eine Beziehung aufgebaut hatten, die Lernenden stärker belastet als der absehbare Tod von älteren Patienten. Als stärksten Belastungsfaktor wird das Miterleben von emotionalen Verlust- und Trauerreaktionen der Angehörigen der Sterbenden oder Verstorbenen identifiziert. Seitens des Lernenden selbst beeinflussen familiäre Vorerfahrungen, die persönliche Reife sowie die Persönlichkeit der SchülerInnen das Erleben der Situation. Besonders pflegerisch unerfahrene und durch nichtverarbeitete Sterbeerfahrungen vorbelastete Lernende erleben die Konfrontation mit sterbenden und toten Patienten als problematisch. Zusätzlich üben äußere Rahmenbedingungen, wie Personal- und Zeitmangel einen zusätzlichen Druck auf die Lernenden aus, sodass die Teilnahme an der pflegerischen Versorgung von sterbenden oder toten Patienten keine Wahlmöglichkeit mehr darstellt, sondern vom Fachpersonal vorausgesetzt wird. Eine besondere Belastung erleben die Auszubildenden, wenn sie mit Extremsituationen im Kontext von Sterben und Tod konfrontiert werden. Dazu gehören das Begleiten von Fehlgeburten sowie das Miterleben von unwürdigem Umgang mit sterbenden oder toten Patienten.

Des Weiteren zeigt die Untersuchung, dass die Teilnahme an der postmortalen Pflege für die Lernenden eine privilegierte Erfahrung darstellt. Sie lassen dem toten Patienten die letzte pflegerische Ehre zuteilwerden und sind besonders um ein friedliches, reines Aussehen des Leichnams bemüht. Die Teilhabe an Verabschiedungsritualen wird als hilfreich erlebt.

Die Studie zeigte, dass die Lernenden die Situation selten durch äußere Reaktionen kompensieren, sondern sich überwiegend in einem schockähnlichen Zustand der Handlungsunfähigkeit befinden, sodass das innere Gefühlsleben verborgen bleibt. Um die Konfrontation mit dem Erlebnis zu bewältigen, werden verschiedene Strategien von den Auszubildenden verfolgt. Durch bewusste emotionale Distanzierung, wird das Erlebte „weggesteckt" und mit sich selbst ausgemacht. Des Weiteren kristallisierte sich das „Loswerden" als bedeutendste Bewältigungsstrategie nach dem Tod von Patienten heraus. Die Auszubildenden teilen ihre Erfahrung anderen Pflegekräften, Familienmitgliedern, Freunden oder befreundeten Auszubildenden mit. Zudem lenken sie sich bewusst durch Musik hören oder spazieren gehen ab. Trotz dieser Strategien beschäftigt sie das Erlebte auch über ihre berufliche Tätigkeit hinaus, sodass sie es „mit nach Hause nehmen" und sich auch in ihrer Freizeit daran erinnern.

Die Ergebnisse dieser Untersuchung zeigen, dass gerade die erfahrenen, sie betreuenden Pflegekräfte einen bedeutenden Einfluss auf das Erleben der Auszubildenden ausüben. Ihre Einstellung und ihr Pflegehandeln im Umgang mit sterbenden und toten Patienten erfüllt Vorbildfunktion oder bleibt als abschreckendes Beispiel in Erinnerung. Die Studie verdeutlichte, dass es hilfreich für die Lernenden ist, wenn sie langsam und behutsam unter kontinuierlicher Begleitung erfahrenen Personals mit sterbenden und toten Menschen konfrontiert werden. Dies sollte unter dem Aspekt der Freiwilligkeit bereits zu einem frühen Zeitpunkt der Ausbildung angebahnt werden. Die Konfrontation mit Sterben und Tod erfordert einen Lernbegleiter. Dieser befindet sich in einem stetigen kommunikativen Erklärungs- und Reflexionsprozess mit den Auszubildenden und schafft Raum für emotionalen Austausch und aktive Beteiligung. Besonders im Bereich der Angehörigenbetreuung muss die Unsicherheit der Lernenden bewusst erfasst und bearbeitet werden. Zu allererst gilt es den Beziehungsaufbau zu Angehörigen zu fördern und ihnen Wege aufzuzeigen, wie sie den Zugang zu diesen finden können. Die emotionale Betreuung kann nur durch Selbsterfahrung und die Beobachtung erfahrener Pflegekräfte erfolgen. Simulative Lernerfahrungen ermöglichen innerhalb des theoretischen Unterrichts eine Auseinandersetzung im geschützten Rahmen, die in der Praxis vertieft und erweitert werden muss. Der Lernort Schule steht in der Verantwortung die Auszubildenden auf die Konfrontation mit sterbenden und toten Menschen theoretisch vorzubereiten. Dies erfordert, dass der Lerngegenstand Sterben und Tod bereits zu Beginn der Ausbildung eine Thematisierung erfährt und im fortschreitenden Verlauf einer ganzheitlichen Betrachtung unterzogen wird.

Zusammenfassend ist festzuhalten, dass die Erfahrungen der Auszubildenden der Gesundheits- und Krankenpflege mit sterbenden und toten Menschen trotz ihrer fehlenden Vorbereitung nicht grundsätzlich mit negativen Emotionen einhergehen, sondern wesentlich von der Art und Weise der Konfrontation durch die sie betreuenden Pflegekräfte und PraxisanleiterInnen abhängig ist. Es stellt keine Lösung dar, die Lernenden vor der Pflege Sterbender und Toter zu schützen, da dies eine grundlegende berufliche Aufgabe darstellt. Es ist erforderlich die Lernenden behutsam mit diesem Aufgabenfeld vertraut zu machen und ihnen Bewältigungsstrategien an die Hand zu geben. Trotz entsprechender Handlungsempfehlungen, besteht die Herausforderung vor allem darin, die individuelle sensible Lebensbegleitung von sterbenden und toten Patienten sowie ihren Angehörigen im beruflichen Selbstverständnis und der Grundhaltung von Pflegenden zu verinnerlichen (vgl. Griegoleit 2012, S. 214) und entsprechende Rahmenbedingungen zur Verfügung zu stellen.

Resümierend gehen aus dieser Arbeit eine Vielzahl von Forschungsdesiderata hervor: Vor dem Hintergrund der institutionell begrenzten geringen Stichprobe, sollten zukünftige Forschungsarbeiten zu dieser Thematik mit einer größeren überregionalen Stichprobenzahl und Variation darauf ausgerichtet sein, alle Schritte der Grounded Theory im Auswertungsprozess zu realisieren, sodass eine Theoriegenerierung angestrebt werden kann. Zudem sollten die Ergebnisse dieser Forschungsarbeit auch durch eine deutschlandweite quantitative Befragung ergänzt und überprüft werden, sodass repräsentativere Ergebnisse abgebildet werden können.

Interessant erscheint es auch die Perspektive und das berufliche Selbstverständnis der PraxisanleiterInnen in Bezug auf die Thematik in weiteren stationären Settings zu untersuchen und mit den Ergebnissen dieser Arbeit zu vergleichen. Auch die Perspektive der Lehrkräfte am Lernort Schule blieb bisher unberücksichtigt, sodass diese weiteren Forschungsbedarf eröffnen und sich die Frage stellt, wie der Lerngegenstand theoretisch erschlossen wird.

Ausgehend von den eruierten Ergebnissen dieser Arbeit, stellt auch das Erleben von Fehlgeburten innerhalb des gynäkologischen Praxiseinsatzes der Gesundheits- und Krankenpflegeausbildung ein weiteres Forschungsdesiderat dar. Trotz der geringen Stichprobe wurde das Erleben von Fehlgeburten von zwei Studienteilnehmerinnen als „allerschlimmste" Erfahrung im Zusammenhang mit Sterben und Tod beschrieben, sodass die Hintergründe weiter erforscht werden müssen. Ferner ist zu hinterfragen, ob männliche Auszubildende in gleicher Weise emotional von dieser Erfahrung berührt werden.

Auch gilt es zu untersuchen, inwieweit sich die auf der Grundlage der Ergebnisse abgeleiteten Handlungsempfehlungen auf das subjektive Erleben der Auszubildenden auswirken. Es stellt sich die Frage, ob dadurch eine bedürfnisgerechtere Begleitung der Lernenden möglich ist und inwieweit die aufgestellten Handlungsempfehlungen in stationären Settings umgesetzt werden können. Diese Ergebnisse dienen wiederum zur Optimierung von Aus-, Fort- und Weiterbildungsmaßnahmen sowie zur Anregung der Verbesserung institutioneller Rahmenbedingungen.

Diese Arbeit setzte sich bewusst mit einem „totgeschwiegenen" Thema auseinander, sodass sie einen Impuls für die weitere wissenschaftliche Diskussion liefert. Sie stellt einen Beleg dafür dar, dass das Erleben von sterbenden und toten Menschen im Rahmen ihrer Ausbildung eine bedeutende Erfahrung für SchülerInnen der Gesundheits- und Krankenpflege darstellt, die vor allem durch PraxisanleiterInnen und alle an der Betreuung von Auszubildenden beteiligten Pflegekräfte mitgestaltet wird. Die Auseinandersetzung mit Sterben und Tod kann und darf den Auszubildenden nicht verwehrt bleiben. Aber wenn Lernende diese Erfahrung gemacht haben, „[...] mit jemanden der einen immer anleitet, der ihm zur Seite steht, vor allem in so einer schweren Situation, dann kann die Ausbildung in den besten Fällen gelingen." (P1, Z.232-234).

10 Quellenverzeichnis

Alheit, Peter (1999): Grounded Theory. Ein alternativer methodologischer Rahmen für qualitative Forschungsprozess. Göttingen. S. 1-19. http://www.global-systems-science. org/wp-content/uploads/2013/11/On_grounded_theory.pdf Zugriff am 15.08.2016

Arndt, Benedicta (2007): Vom Leib zum Leichnam – Vom würdigem Umgang mit dem Verstorbenen. In: Knipping, Cornelia: Lehrbuch Palliative Care. Bern: Verlag Hans Huber. S. 499-516.

Aulbert, Eberhard (2012): Kommunikation mit Patienten und Angehörigen. In: Aulbert, Eberhardt; Nauck, Friedemann; Radbruch, Lukas: Lehrbuch der Palliativmedizin. Stuttgart New York: Schattauer, S. 1037-1058.

Ausbildungs- und Prüfungsverordnung für die Berufe in der Krankenpflege vom 10. November 2003 (BGBl. I S. 2263), die durch Artikel 33 des Gesetzes vom 18. April 2016 (BGBl. I S. 886) geändert worden ist. https://www.gesetze-im-internet.de /bundesrecht/krpflaprv_2004/gesamt.pdf Zugriff am 18.07.2016

Allert, Rochus (2015): Das Krankenhaus, ein Sterbeort 1. und 2. Klasse? In: Das Krankenhaus. Ausgabe 5. S. 444-450.

Anderson, Natalie Elizabeth; Kent, Bridie; Owens, Glynn (2015): Experiencing patient death in clinical practice: Nurses'recollections of their earliest memorable patient death. In: International Journal of Nursing Studies 52. S. 695-704.

Bailey, Cara; Murphy, Roger; Porock, Davina (2011): Professional tears: developing emotional intelligence around death and dying in emergency work. In: Journal of Clinical Nursing, 20, S. 3364–3372.

Bausewein, Claudia (2015): Körperliche Bedürfnisse. In: Bausewein, Claudia; Roller, Susanne; Voltz, Raymond: Leitfaden Palliative Care. Palliativmedizin und Hospizbetreuung. München: Elsevier GmbH. S. 6-8.

Berufsgenossenschaft für Gesundheitsdienst und Wohlfahrtspflege (2005): Forschungsergebnisse der Studie "Sterbebegleitung in Sachsen". Arbeits- und Belastungssituation der Pflegenden und Ärzte. Hamburg: http://geser. net/gesleh/hs10hel /bgw.pdf Zugriff am 16.06.2016.

Bloomfield, Jacqueline; O'Neill, Bernadette; Gilett, Karen (2015): Enhancing student communication during end-of-life care: A pilot study. In: Palliative and Supportive Care, No.13, S.1651–1661.

Blum, Karl; Schilz, Patricia (2006): Praxisanleitung im Krankenhaus – Ergebnisse der Pflegeausbildungsstudie: Strukturen sind oft noch heterogen. In: Pflegezeitschrift, Ausgabe 8. S. 509-512.

Bohrer, Annerose (2005): Lernort Praxis. Kompetent begleiten und anleiten. Brake: Prodos Verlag.

Bone, Hans-Georg.; Ortmann, Jens.; Freyhoff, Jörg (2013): Angehörige auf der Intensivstation. In: Intensivmed.up2date. 09(01). S. 37-52.

Brandstätter, Monika; Fegg, Martin (2009): Erwachsene Angehörige. In: Heußner, Pia; Besseleer, Markus; Dietzfelbinger, Herrmann; Fegg, Martin et al.: Manual Psychoonkologie. Empfehlungen zur Diagnostik, Therapie und Nachsorge. München: Zuckerschwerdt Verlag. S. 13-18.

Brandstätter, Monika (2014): Angehörige. In: Wasner, Maria: Soziale Arbeit in Palliative Care.Ein Handbuch für Studium und Praxis. Stuttgart: Kohlhammer. S. 68-75.

Bundesgesetzblatt (2015): Gesetz zur Verbesserung der Hospiz- Und Palliativversorgung in Deutschland (Hospiz- und Palliativgesetz- HPG). Teil I. Nr. 48. Bonn: Bundesanzeiger Verlag. S. 2114-2118. http://www.bgbl.de/xaver/bgbl/start.xav?startbk=Bundesanzeiger_BGBl&jumpTo=bgbl115s2114.pdf#__bgbl__%2F%2F*%5B%40attr_id%3D%27bgbl115s2114.pdf%27%5D__1467825558833Zugriff am 04.07.2016.

Bundesinstitut für Bevölkerungsforschung (2016): Altersstruktur der Gestorbenen in Deutschland nach Geschlecht, 1901, 1952 und 2014. http://www.bib-demografie.de/SharedDocs/Publikationen/DE/Download/Abbildungen/08/a_08_18_altersstruktur _gestorbene_d_1901_1952_2014.pdf?__blob=publicationFile&v=8 Zugriff am 01.07.2016

Chen,Yi-Chuen ; Del Ben, Kevin S.; Fortsonc, Beverly L.; Lewisa; Jean (2006): Differential Dimensions of Death Anxiety in Nursing Students with and without Nursing Experience. In: Death Studies. Volume 30. Issue 10. S. 919-929.

Dasch, Burkhard; Blum, Klaus; Gude, Philipp; Bausewein, Claudia (2015): Sterbeorte: Veränderung im Verlauf eines Jahrzehnts Eine populationsbasierte Studie anhand von Totenscheinen der Jahre 2001 und 2011. In: Deutsches Ärzteblatt. Jg. 112. Heft 29–30. S. 496-504.

Demal, Birthe; Knigge-Demal, Barbara; Kluwe, Sabine; Schürmann, Mirko (2013): Evaluationsbericht zur Befragung der Schüler/-innen und Lehrenden sowie der Praxisanleiter/-innen in der Altenpflegeausbildung im Rahmen des Projektes „Modell einer gestuften und modularisierten Altenpflegequalifizierung". Bielefeld. www.fh-bielefeld. de/multimedia/Fachbereiche/Wirtschaft+und.../bericht31.pdf Zugriff am 13.08.2016.

Denzel, Sieglinde (2009): Praxisanleitung für Pflegeberufe: beim Lernen begleiten. Stuttgart: Thieme Verlag.

Deutscher Berufsverband für Pflegeberufe (2014): Gemeinsame Position der Arbeitsgruppen Junge Pflege im Deutschen Berufsverband für Pflegeberufe (DBfK) zur Situation der Praxisanleitung in der Altenpflege, Gesundheits- und Krankenpflege sowie Gesundheits- und Kinderkrankenpflege. Berlin. https://www.dbfk.de/media/docs /download/DBfK-Positionen/Position-Situat-Praxisanleitung_2014-10-16.pdf Zugriff am 21.07.2016.

Deutsche Gesellschaft für Palliativmedizin e.V., Deutscher Hospiz- und PalliativVerband e. V., Bundesärztekammer (2015): Charta zur Betreuung schwerstkranker und sterbender Menschen in Deutschland. Berlin. http://www.charta-zur-betreuungsterbender.de/files/dokumente/RZ_151124_charta_Einzelseiten_ online.pdf Zugriff am 10.06.2016.

Deutscher Hospiz- und PalliativVerband (2012):Sterben und Tod kein Tabu mehr. Die Bevölkerung fordert eine intensivere Auseinandersetzung mit diesen Themen. Ergebnisse einer repräsentativen Bevölkerungsbefragung zum Thema „Sterben in Deutschland – Wissen und Einstellungen zum Sterben". Berlin. http://www.dhpv.de /tl_files/public/Ueber%20Uns/Forschungsprojekte/2012-08_Bevoelkerungsumfrage _DHPV_Ergebnisse.pdf Zugriff am 01.07.2016

Deutscher Hospiz- und PalliativVerband (DHPV) (2016): Spirituelle Begleitung. Berlin. http://www.dhpv.de/themen_hospiz-palliativ_spirituelle-begleitung.html   Zugriff   am 8.07.2016.

Deutsche Gesellschaft für Palliativmedizin (DGP) (2009): Spezialisierte ambulante Palliativversorgung (SAPV). Berlin. https://www.dgpalliativmedizin.de/allgemein /sapv.html Zugriff am 06.07.2015.

Deutsche   Krebsgesellschaft   (2016):   Fatigue   bei   Krebs.   Berlin. https://www.krebsgesellschaft.de/onko-internetportal/basis-informationen-krebs/basis-informationen-krebs-allgemeine-informationen/fatigue-bei-krebs.html   Zugriff   am 7.07.2016.

Döring, Nicole; Bortz, Jürgen (2016): Forschungsmethoden und Evaluation in den Sozial- und Humanwissenschaften. Berlin/Heidelberg: Springerverlag.

Edo-Gual, Montserrat; Tomas-Sabado, Joaquin; Bardallo-Porras, Dolores; Cristina, Monforte-Royo (2014): The impact of death and dying on nursing students: an explanatory model. In: Journal of Clinical Nursing. 23. S. 3501–3512.

Ek, Kristina; Westin, Lars; Prahl, Charlotte; Österlind, Jane et al. (2014): Death and caring for dying patients: exploring first-year nursing students' descriptive experiences. In: International Journal of Palliative Nursing, Vol. 20, No. 10. S. 509-515.

Ertl-Schmuck, Roswitha; Unger, Angelika; Mibs, Michael; Lang, Christan (2015): Wissenschaftliches Arbeiten in Gesundheit und Pflege. Konstanz/München: UVK Verlagsgesellschaft mbH.

Fässler-Weibel, Peter (2009); Nahe sein In schwerer Zeit: Zur Begleitung von Angehörigen Sterbender. Kebelarer: Topos Plus Verlag.

Fegg, Martin; Brandstätter, Monika; Kramer, Mechtild; Kögler, Monika et al. (2010): Meaning in Life in Palliative Care Patients. In: Journal of Pain and Symptom Management. Vol. 40. No. 4. S. 502-509.

Fegg, Martin; Borasio, Gian Domenico (2012): Stand der Forschung. In: Fegg, Martin; Gramm, Jan; Pestinger, Martina: Psychologie und Palliative Care. Aufgaben, Konzepte und Interventionen in der Begleitung von Patienten und Angehörigen. Stuttgart: Kohlhammer GmbH. S. 246-259.

Fegg, Martin (2015): Psychische Bedürfnisse. In: Bausewein, Claudia; Roller, Susanne; Voltz, Raymond: Leitfaden Palliative Care. Palliativmedizin und Hospizbetreuung. München: Elsevier GmbH. S. 8-12.

Flick, Uwe (2004): Zur Qualität qualitativer Forschung- Diskurse und Ansätze. In: Kuckartz Udo; Grunenber, Heiko; Lauterbach, Andreas: Qualitative Datenanalyse: computergestützt. Methodische Hintergründe und Beispiele aus der Forschungspraxis. Wiesbaden: Verlag für Sozialwissenschaften. S. 43-64.

Flick, Uwe (2008): Triangulation. Eine Einführung. Wiesbaden: VS Verlag für Sozialwissenschaften.

Flick, Uwe; von Kardorff, Ernst; Steinke, Ines (2010): Was ist qualitative Forschung? Einleitung und Überblick. In: Flick, Uwe; von Kardorff, Ernst; Steinke, Ines: Qualitative Forschung. Ein Handbuch. Reinbek bei Hamburg: Rowohlt Taschenbuch Verlag. S. 13-29.

Flick, Uwe (2011): Qualitative Sozialforschung. Eine Einführung. Reinbek bei Hamburg: Rowohlt Taschenbuch Verlag.

Fluharty, Linda; Sorrell, Amy;Hayes, Lesley; Milgrom, Kathleen et al. (2012): A Multisite, MultieAcademic Track Evaluation of End-of-Life Simulation for Nursing Education. In: Clinical Simulation in Nursing. Vol. 8. S. 135-143.

Friebertshäuser, Barbara; Langer, Antje (2010): Interviewformen und Interviewpraxis.: Friebertshäuser, Barbara; Langer, Antje; Prengel, Annedore: Handbuch Qualitative Forschungsmethoden in der Erziehungswissenschaft. Weinheim/München: Juventa Verlag. S. 437-455.

Gallagher, Olivia; Saunders, Rosemary; Tambree, Karen(2014): Nursing student experiences of death and dying during a palliative care clinical placement:Teaching and learning implications. In Transformative, innovative and engaging. Proceedings of the 23rd Annual Teaching Learning Forum, 30-31 January 2014. Perth: The University of Western Australia. https://ctl.curtin.edu.au/events/conferences/tlf/tlf2014/refereed/gallagher.pdf Zugriff am 20.06.2016

George, Wolfgang M. (2014): Sterben im Krankenhaus. Versorgungsforschung unter besonderer Berücksichtigung der Ausbildung der beruflichen Helfer. In: PADUA, 9 (4). S. 232 – 236.

Gillan, Pauline; Riet van der; Pamela; Jeong, Sarah (2014): End of life care education, past and present: A review of the literature. In: Nurse Education Today. 34. S. 331-342.

Göckenjahn, Gerd (2008): Sterben in unserer Gesellschaft – Ideale und Wirklichkeiten. In: Bundeszentrale für politische Bildung. Aus Politik und Zeitgeschichte (APuZ). Tod und Sterben. Ausgabe 4. S. 7-14. http://www.bpb.de/shop/zeitschriften/apuz/31440/tod-und-sterben Zugriff am 01.07.2016.

Grande, G.; Stajduhar, K.; Aoun, S.; Toye, C. et al. (2009): Supporting lay carers in end of life care: current gaps and future priorities. In: Palliative Medicine, 23, S. 339–344.

Griegoleit, Ulrich (2012): Umgang mit Sterben und Tod in der Institution Krankenhaus: Zur Entwicklung einer abschiedskulturellen Haltung in der Pflegeausbildung. Studien zur Bildungsreform. Band 50. Frankfurt: Peter Lang Internationaler Verlag der Wissenschaften.

Grötzbach, Jochen; Thönnes, Michaela (2010): Letzte Lebensphase. Sterbeprozesse aus der soziologischen Perspektive – Die Grenzen der Individualisierung beim Sterben. In: Rosentreter, Michael; Groß, Dominik; Kaiser, Stephanie: Sterbeprozesse Annäherung an den Tod. Studien des Aachener Kompetenzzentrums für Wissenschaftsgeschichte. Band 9. Kassel: kassel university press GmbH. S. 169-190. http://www.uni-kassel.de/upress/online/frei/978-3-89958-960-3.volltext.frei.pdf Zugriff am 01.07.2016.

Groß, Dominik; Kreucher, Sabrina; Grande, Jasmin (2010): Zwischen biologischer Erkenntnis und kultureller Setzung: Der Prozess des Sterbens und das Bild des Sterbenden. In: Rosentreter, Michael; Groß, Dominik; Kaiser, Stephanie: Sterbeprozesse Annäherung an den Tod. Studien des Aachener Kompetenzzentrums für Wissenschaftsgeschichte. Band 9. Kassel: kassel university press GmbH. S. 17-31http://www.uni-kassel.de/upress/online/frei/978-3-89958-960-3.volltext.frei.pdf Zugriff am 07.06.2016.

Halbmayr-Kubicsek, Ursula (2015): Tod und Sterben begegnen – Befürchtungen und Erwartungen Studierender der Gesundheits- und Krankenpflege in Bezug auf die künftige Konfrontation mit Sterben und Tod. In: Pflegewissenschaft. Ausgabe 11/2015. 17. Jahrgang. S. 596-603.

Halfpap, Nicole (2009): Wenn Patienten sterben - Umgang mit Tod und Trauer bei Kranenpflegekräften. Eine qualitative Studie durchgeführt am Universitätsklinikum Freiburg i. Br. https://www.freidok.uni-freiburg.de/fedora/objects/freidok:6896/ datastreams/FILE1/ content Zugriff am 16.06.2016.

Helfferich, Cornelia (2010): Die Qualität qualitativer Daten. Manual für die Durchführung qualitativer Interviews. Wiesbaden: Verlag für Sozialwissenschaften.

Higgins, Dan (2013a): Pflege des sterbenden Patienten - Ein Leitfaden für Pflegende. In: Jevon, Philip: Pflege von sterbenden und verstorbenen Menschen. Bern: Hans Huber Verlag. S. 21-62.

Higgins, Dan (2013b): Die Leichentoilette. In: Jevon, Philip: Pflege von sterbenden und verstorbenen Menschen. Bern: Hans Huber Verlag. S. 223-244.

Hirsmüller Susanne; Schröer Margit (2012): „Meistens schaff ich das ja gut, aber manchmal..."- Die Beziehung zum Patienten als ein Hauptbelastungnfaktor der Mitarbeiter. In: Müller, Monika; Pfister, David (Hg.). Wie viel Tod verträgt das Team? Belastungs- und Schutzfaktoren in Hospizarbeit und Palliativmedizin. Göttingen: Vandenhoeck & Ruprecht, S. 50-59.

Hopf, Christel (2010): Qualitative Interviews – ein Überblick. In: Flick, Uwe; Kardorff, Ernst von; Steinke, Ines: Qualitative Forschung. Ein Handbuch. Reinbek bei Hamburg: Rowohlt Taschenbuch Verlag. S. 349-360.

Huang, Xuan-Yi; Chang, Jen-Yu; Sun, Fan-Ko Sun; Ma, Wei-Fen (2010): Nursing students' experiences of their first encounter with death during clinical practice in Taiwan. In: Journal of Clinical Nursing. 19. S. 2280–2290.

Hudson, Peter; Payne, Sheila (2011): Family Caregivers and Palliative Care: Current Status and Agenda for the Future. In: Journal of Palliative Medicine. Volume 14. Number 7. S. 864-869.

Hudson, Peter ; Thomas, Kristina ; Trauer, Thomas; Remedios, Cheryl et al. (2011): Psychological and Social Profile of Family Caregivers on Commencement of Palliative Care. In: Journal of Pain and Symptom Management, Vol. 41, No. 3. S. 522-534.

Hundenborn, Gertrud (2007): Fallorientierte Didaktik in der Pflege : Grundlagen und Beispiele für Ausbildung und Prüfung. München: Elsevier GmbH.

International Council of Nurses (2015): Definition of Nursing. http://www.icn.ch/who-we-are/icn-definition-of-nursing/ Zugriff am 06.07.2016

Jennessen, Sven; Bungenstock, Astrid; Schwarzenberg, Eileen (2011): Kinderhospizarbeit : Konzepte, Erkenntnisse, Perspektiven. Stuttgart: Kohlhammer Verlag.

Jevon, Philip (2013): Vorwort. In: Jevon, Philip. Pflege von sterbenden und verstorbenen Menschen.Bern: Verlag Hans Huber. S. 19-20.

Jünger, Saskia (2014): Belastung des Teams in der Versorgung am Lebensende Empirie, Konzepte, Erkenntnisse. In: Müller, Monika; Pfister, David: Wie viel Tod verträgt das Team? Belastungs- und Schutzfaktoren in Hospizarbeit und Palliativmedizin. Göttingen: Vandenhoeck & Ruprecht. S. 22-30.

Kent, Bridie; Anderson, Natalie Elizabeth; Owens, Glynn (2012): Nurses' early experiences with patient death: The results of an on-line survey of Registered Nurses in New Zealand. In: International Journal of Nursing Studies, 49, S. 1255–1265.

Klausz, Birgit (2009): Diplomarbeit: „Ja, ich bin traurig! Ich trauere und darf es auch zeigen. http://othes.univie.ac.at/7020/1/2009-10-21_0504571.pdf Zugriff am 16.06.2016.

Körner, Christina (2013): Zwischen Anspruch und Wirklichkeit. Eine qualitative Studie zum subjektiven Alltagserleben von Praxisanleitern in der Akutpflege. Hamburg: Diplomica Verlag.

Kostrzewa, Stephan (2013): Lernbuch Lebensende. Ein Lese-, Lern- und Arbeitsbuch für Ausbildung und Selbststudium. Hannover: Vincentz Network.

Kränzle, Susanne; Weihrauch, Birgit (2014a): Geschichte, Selbstverständnis und Zukunftsstrategien von Palliative Care. In: Kränzle, Susanne; Schmid, Ulrike; Seeger, Christa: Palliative Care. Handbuch für Pflege und Begleitung. Berlin/Heidelberg: Springer-Verlag. S. 3-13.

Kränzle, Susanne; May, Christian Albrecht (2014b):Wenn nichts mehr zu machen ist – Der Beginn der Therapie ist der Anfang von Palliative Care. In: Kränzle, Susanne; Schmid, Ulrike; Seeger, Christa: Palliative Care. Handbuch für Pflege und Begleitung. Berlin/Heidelberg: Springer Verlag. S. 23-34.

Krankenpflegegesetz vom 16. Juli 2003 (BGBl. I S. 1442), das durch Artikel 32 des Gesetzes vom 18. April 2016 (BGBl. I S. 886) geändert worden ist. https://www.gesetze-im-internet.de/bundesrecht/krpflg_2004/gesamt.pdf Zugriff am 18.07.2016.

Kruse, Andreas (2007): Das letzte Lebensjahr. Zur körperlichen, psychischen und sozialen Situation des alten Menschen am Ende seines Lebens. Stuttgart: Kohlhammer GmbH.

Kuckartz, Udo; Dresing, Thorsten; Rädiker, Stefan; Stefer, Claus (2008): Qualitative Evaluation. Der Einstieg in die Praxis. Wiesbaden: VS-Verlag.

Kuckartz, Udo (2010): Einführung in die computergestützte Analyse qualitativer Daten. Wiesbaden: Verlag für Sozialwissenschaften.

Kübler-Ross, Elisabeth (2012): Was können wir noch tun? Antworten auf Fragen nach Sterben und Tod. Freiburg im Breisgau: Verlag Herder GmbH.

Kübler-Ross, Elisabeth (2013): Interviews mit Sterbenden. Freiburg: Kreuz Verlag GmbH.

Kulbe, Annette (2010): Sterbebegleitung – Hilfen zur Pflege Sterbender. München: Urban & Fischer.

Lamnek, Siegfried (2010): Qualitative Sozialforschung. Weinheim/Basel: Beltz Verlag.

Lippe, Megan Pfitzinger; Becker, Heather Becker (2015): Improving Attitudes and Perceived Competence in Caring for Dying Patients: An End-of-Life Simulation. In: Nursing Education Perspectives. S. 372-378.

Mamerow, Ruth (2016): Praxisanleitung in der Pflege. Berlin/Heidelberg: Springer-Verlag.

Mayer, Hanna (2015): Pflegeforschung anwenden. Elemente und Basiswissen für das Studium. Wien: Facultas Verlags- und Buchhandels AG.

Ministerium für Gesundheit, Soziales, Frauen und Familie des Landes Nordrhein-Westfalen (2003): Ausbildungsrichtlinie für die staatlich anerkannten Kranken- und Kinderkrankenpflegeschulen in NRW. Richtlinie für die Ausbildung in der Gesundheits- und Krankenpflege sowie in der Gesundheits- und Kinderkrankenpflege. http://www.mgepa.nrw.de/mediapool/pdf/pflege/pflege_und_gesundheitsberufe/ausbild ungsrichtlinien/ausbildungsrichtlinien-krankenpflege-kinderkrankenpflege.pdf Zugriff am 29.06.2016

Misoch, Sabina (2015): Qualitative Interviews. Berlin/München/Boston: Walter de Gruyter GmbH.

Molefe, Lebogang Lilian (2014): First year student experiences of encounters with death and dying of a patient during clinical practice. University of South Africa: http://uir.unisa.ac.za/bitstream/handle/10500/18669/dissertation_molefe_ll.pdf?sequen ce=1 Zugriff am 20.06.2016

Müller, Monika u.a. (2010): Wie viel Tod verträgt das Team? Eine bundesweite Befragung der Palliativstationen in Deutschland. In: Zeitschrift für Palliativmedizin, Heft 11, S. 227-233.

Müller, Monika; Pfister, David (2014a): So viel Tod. In: Müller, Monika; Pfister, David: Wie viel Tod verträgt das Team? Belastungs- und Schutzfaktoren in Hospizarbeit und Palliativmedizin. Göttingen: Vandenhoeck & Ruprecht. S. 11-12.

Müller, Monika; Pfister, David (2014b): Die verwundbaren Helfer. In: Müller, Monika; Pfister, David: Wie viel Tod verträgt das Team? Belastungs- und Schutzfaktoren in Hospizarbeit und Palliativmedizin. Göttingen: Vandenhoeck & Ruprecht. S. 13-21.

Muñoz-Pino, Irene Pamela (2014): Experience of nursing students upon their first care encounter with terminally ill patients. Invest Educ Enferm. 32(1). S.87-94.

Mutto, Eduardo Mario; Erra´zquin, Alicia; Rabhansl, Maria Margarita; Villar, Marcelo Jose Villar (2010): Nursing Education: The Experience, Attitudes, and Impact of Caring for Dying Patients by Undergraduate Argentinian Nursing Students. In: Journal of Palliative Medicine. Volume 13. Number 12. S. 1445-1450.

Nagele, Susanne; Feichtner, Angelika (2012): Lehrbuch der Palliativpflege. Wien: Facultas Verlags- und Buchhandels AG.

Nationale Akademie der Wissenschaften Leopoldina und Union der deutschen Akademien der Wissenschaften (2015): Palliativversorgung in Deutschland – Perspektiven für Praxis und Forschung. Halle (Saale): Druckhaus Köthen GmbH&Co.KG. http://www.akademienunion.de/fileadmin/redaktion/user_upload/ Publikationen/ Stellungnahmen/2015_Palliativversorgung_LF_DE.pdf Zugriff am 04.07.2016.

Oehmichen, Frank (2008): Wann beginnt das Sterben? In: Liedke, Ulf; Oehmichen, Frank: Sterben. Natürlicher Prozess und professionelle Herausforderung. Leipzig: Evangelische Verlagsanstalt. S. 15-33.

Ohlrogge, Claudia Susanne (2012): Der Umgang mit sterbenden Menschen aus der Sicht von Auszubildenden in Pflegeberufen. Evangelische Hochschule Darmstadt. http://www.dip.de/ datenbank-wise/bewertungen/detail/?no_cache=1&tx_dipwise_ pi2%5Buid%5D=1086 Zugriff am 21.06.2016.

Parry, Maria (2011): Student nurses` experience of their first death in clinical practice. In: International Journal of Palliative Nursing. Volume 17. Number 9. S. 448-453.

Philipp, Dina; Loffing, Christian (200): Psychische Belastungen von hauptamtlich beschäftigten Pflegekräften und Familienbetreuern in der stationären Kinderhospizarbeit. Eine bundesweite Pilotstudie. http://www.bundesverband-kinderhospiz.de/images/ downloads/forschungsprojekt_2008_de.pdf Zugriff am 16.06.2016.

Polit, Denise; Beck, Cheryl; Hungler, Bernadette (2004): Lehrbuch Pflegeforschung. Methodik, Beurteilung und Anwendung. Bern: Verlag Hans Huber.

Roller, Susanne (2015): Soziale Bedürfnisse. In: Bausewein, Claudia; Roller, Susanne; Voltz, Raymond: Leitfaden Palliative Care. Palliativmedizin und Hospizbetreuung. München: Elsevier GmbH. S. 12-14.

Roller, Susanne; Müller, Monika (2015): Spirituelle Bedürfnisse: Fragen nach Sinn und Sein. In: Bausewein, Claudia; Roller, Susanne; Voltz, Raymond: Leitfaden Palliative Care. Palliativmedizin und Hospizbetreuung. München: Elsevier GmbH. S. 14-16.

Sabatowski, Rainer; Graf, Gerda (2012): Organisationsformen der palliativmedizinischen Versorgung. In: Aulbert, Eberhardt; Nauck, Friedemann; Radbruch, Lukas: Lehrbuch der Palliativmedizin. Stuttgart New York: Schattauer, S. 104-121.

Sächsisches Staatsministerium für Kultus (2005): Lehrplan für die Berufsfachschule. Gesundheits- und Krankenpflege. Gesundheits- und Kinderkrankenpflege. Berufsbezogener Bereich. Klassenstufen 1 bis 3. Dresden. http://www.bildung.sachsen.de/apps /lehrplandb/downloads/lehrplaene/lp_bfs_gesundheits-%20und%20krankenpflege.pdf Zugriff am 29.06.2016.

Sampaio, Aline Viana; Comassetto, Isabel; Mancussi, Ana Christina; Dos Santos, Regina Maria et al. (2015): The experience of nursing students facing death and dying. In: Invest Educ Enferm. 33(2). S. 305-314.

Schlömerkemper, Jörg (2010): Konzepte pädagogischer Forschung. Eine Einführung in Hermeneutik und Empirie. Bad Heilbrunn: Verlag Julius Klinkhardt.

Schmidt, Dita (2010): Begegnung mit Sterben und Tod. Wie Lernende unterstützt werden können. In: Die Schwester Der Pfleger, Jg.49, Heft 7, S. 642-647.

Schmitz, Herman (2014): Kurze Einführung in die Neue Phänomenologie. Freiburg/München: Karl Alber Verlag.

Schründer-Lenzen, Agi (2010): Triangulation – ein Konzept zur Qualitätssicherung von Forschung. In: Friebertshäuser, Barbara; Langer, Antje; Prengel, Annedore: Handbuch Qualitative Forschungsmethoden in der Erziehungswissenschaft. Weinheim/München: Juventa Verlag. S. 149-158.

Schwarzenberg, Eileen (2012): „Ich kann nicht jedes Mal mitsterben "Kinderhospizarbeit –eine qualitative Studie zum Belastungsempfinden und zu den Bewältigungsstrategien von ehrenamtlichen Mitarbeiter_innen in ambulanten Kinderhospizdiensten. https://www.uni-oldenburg.de/fileadmin/user_upload/paedagogik/download/Projekt phase /Wissenschaftliche_Poster_2011/Schwarzenberg.pdf Zugriff am 16.04.2016.

Sorensen, Roslyn; Iedema, Rick (2009): Emotional labour: clinicians'attitudes to death and dying. In: Journal of Health Organization and Management, Vol. 23, No. 1, S. 5-22.

Sozialgesetzbuch VIII. "Das Achte Buch Sozialgesetzbuch – Kinder und Jugendhilfe – in der Fassung der Bekanntmachung vom 11. September 2012 (BGBl. I S. 2022), das zuletzt durch Artikel 1 des Gesetzes vom 28. Oktober 2015 (BGBl. I S. 1802) geändert worden ist". https://www.gesetze-im-internet.de/bundesrecht/sgb_8/gesamt.pdf Zugriff am 06.08.2016.

Statistisches Bundesamt (2015): Gesundheit. Diagnosedaten der Patienten und Patientinnen in Krankenhäusern (einschl. Sterbe- und Stundenfälle) 2014. Wiesbaden. Fachserie 12 Reihe 6.2.1. https://www.destatis.de/DE/Publikationen/Thematisch/ Gesundheit/KrankenhaeuserDiagnosedatenKrankenhaus2120621147004.pdf?blob= publicationFile Zugriff am 10.06.2016.

Statistisches Bundesamt (2016): Sterbetafel 2012/2014. Methoden- und Ergebnisbericht zur laufenden Berechnung von Periodensterbetafeln für Deutschland und die Bundesländer. Wiesbaden. https://www.destatis.de/DE/Publikationen/Thematisch/ Bevoelkerung/Bevoelkerungsbewegung/PeriodensterbetafelErlaeuterung 5126203147004.pdf?__blob=publicationFile Zugriff am 06.06.2016.

Steffen-Bürgi, Barbara (2007): Reflexionen zu ausgewählten Definitionen der Palliative Care. In: Knipping, Cornelia: Lehrbuch Palliative Care. Bern: Huber, S. 30-37.

Steffen, Petra; Löffert, Sabine (2010): Ausbildungsmodelle in der Pflege. Kurzfassung Forschungsgutachten im Auftrag der Deutschen Krankenhausgesellschaft. Deutsches Krankenhausinstitut e.V.: Düsseldorf. http://www.dkgev.de/media/file/8862.RS008-11_Anlage-Kurzfassung_Ausbildungsmodelle_in_der_Pflege.pdf   Zugriff   am 28.06.2016.

Steinhauser, Karen E.; Christakis, Nicholas E.; Clipp, Elizabeth C. et. al. (2000): Factors Considered Important at the End of Life by Patients, Family, Physicians, and Other Care Providers. In: Journal of the American Medical Association; Volume 284, Number 19, S. 2476-2482.

Stiel, Stephanie; Radbruch, Lukas (2010): Die Angst vor Sterben und Tod in der Palliativmedizin. In: Rosentreter, Michael; Groß, Dominik; Kaiser, Stephanie: Sterbeprozesse Annäherung an den Tod. Studien des Aachener Kompetenzzentrums für Wissenschaftsgeschichte. Band 9. Kassel: kassel university press GmbH. S. 231-239 http://www.uni-kassel.de/upress/online/frei/978-3-89958-960-3.volltext.frei.pdf   Zugriff am 01.07.2016.

Strafgesetzbuch in der Fassung der Bekanntmachung vom 13. November 1998 (BGBl. I S. 3322), das zuletzt durch Artikel 1 des Gesetzes vom 30. Mai 2016 (BGBl. I S. 1254) geändert worden ist. http://www.gesetze-im-internet.de/stgb/BJNR001270871.html Zugriff am 01.07.2016

Strang, Susann; Bergh, Ingrid; Ek, Kristina; Hammerlund, Kina; Prahl, Charlotte et al. (2014): Swedish nursing students' reasoning about emotionally demanding issues in caring for dying patients. In: International Journal of Palliative Nursing, Vol 20, No 4. S. 194-200.

Strauss, Anselm; Corbin, Juliet (1990): Basics of Qualitative Research. Grounded Theory Procedures and Techniques. Newbury Park/London/New Delhi: Sage Publications.

Strauss, Anselm; Corbin, Juliet (1996): Grounded Theory: Grundlagen Qualitativer Sozialforschung. Weinheim: Psychologie Verlags Union.

Student, Johann-Christoph; Napiwotzky Annedore (2011): Palliativa Care – wahrnehmen- verstehen- schützen. Stuttgart: Georg Thieme Verlag KG.

Südwestrundfunk (2012): Leben mit dem Tod. ARD Themenwoche 2012. http://web.ard.de/themenwoche_2012/impressum.html Zugriff am 01.07.2016

Vereinte Dienstleistungsgewerkschaft ver.di (2015): Ausbildungsreport Pflegeberufe 2015.https://www.verdi.de/++file++56e682de6f68441f5300004c/download/Ausbild ungsreport%20Pflege%202015.pdf Zugriff am 10.08.2016

Verordnung des Sächsischen Staatsministeriums für Soziales und Verbraucherschutz über die Weiterbildung in den Gesundheitsfachberufen. (Weiterbildungsverordnung Gesundheitsfachberufe – SächsGfbWBVO) vom 22. Mai 2007. http://www.revosax.sachsen.de/vorschrift_gesamt/9529/15110.html Zugriff am 14.08.2016.

Warning, Sophie (2011): Krankheit-Sterben-Trauer. Ein Begleitungshandbuch. Ludwigsburg: hospiz verlag.

Wittkowski, Joachim; Schröder Christina (2008): Betreuung am Lebensende: Strukturierung des Merkmalbereichs aus ausgewählte empirische Befunde. In: Wittkowski, Joachim; Schröder, Christina: Angemessene Betreuung am Ende des Lebens. Barrieren und Strategien zu ihrer Überwindung. Göttingen: Vandenhoeck & Ruprecht GmbH & Co KG. S. 1-51.

Wittkowski, Joachim (2011): Sterben – Ende ohne Anfang? In: Wittkowski, Joachim; Strenge, Hans: Warum der Tod kein Sterben kennt. Neue Einsichten zu unserer Lebenszeit. Darmstadt: Wissenschaftliche Buchgesellschaft. S. 29-104.

World Health Organization (2016): WHO Definition of Palliative Care. http://www.who. int/cancer/ palliative/definition/en/ Zugriff am 06.07.2016.

Wright, Lorraine; Leahey, Maureen (2013): Nurses and Families. A Guide to Family Assessment and Intervention. 6. Auflage. Philadelphia: Davis.

Wüller, Johannes; Krumm, Norbert; Hack, Karin; Reinecke-Bracke, Heike (2014): Palliativpflege. München: Elsevier.

Zentrum für Qualität in der Pflege (ZQP) (2013): ZQP-Bevölkerungsbefragung „Versorgung am Lebensende". https://www.zqp.de/upload/content.000/id00379/attachment01. pdf Zugriff am 01.07.2016.

Zichi Cohen, Marlene (2005): Einführung in die qualitative Forschung. In:LoBiondo-Wood, Geri; Haber, Judith: Pflegeforschung. Methoden. Bewertung. Anwendung. München: Elsevier GmbH. S. 196-216.

11 Anlagenverzeichnis

Anlage 1 - Überblick über die verwendeten Suchbegriffe

Anlage 2 - Interviewleitfaden Auszubildende

Anlage 3 - Interviewleitfaden PraxisanleiterInnen

Anlage 4 - Einverständniserklärung

Anlage 5 - Soziodemographischer Fragebogen Auszubildende

Anlage 6 - Soziodemographischer Fragebogen PraxisanleiterInnen

Anlage 7 - Postskriptum

Anlage 8 - Transkriptionsregeln in Anlehnung an Kuckartz et al. (2008)

Anlage 9 - Transkriptionsausschnitt Auszubildender

Anlage 10 - Transkriptionsausschnitt Praxisanleiter

Anlage 11 - Kategoriensystem Auszubildende

Anlage 12 - Kategoriensystem PraxisanleiterInnen

Anlage 1: Überblick über die verwendeten Suchbegriffe

Zentrale Begriffe (inklusive Synonyme)	Englische Übersetzung[25]
Auszubildender (Schüler, Lernender)	student, trainee, apprentice
Praxisanleiter (Mentor)	nursing instructor practical instructor mentor
Gesundheits- und Krankenpflegeausbildung	nursing education nursing training nursing instruction
Tod	death
Sterben	die, decease, perish
Palliative Pflege	Palliative Care, End-of-life care
Erleben (Erfahrung, Wahrnehmung)	experience feeling situation perception

Die Suchbegriffe wurden in verschiedenen Variationen mittels der Booleschen Operatoren „AND" und „OR" und durch den Einsatz von Trunkierungen miteinander kombiniert.

Die folgenden Einschlusskriterien bildeten die Grundlage für den Rechercheprozess:

- zugängliche Publikationen der letzten 10 Jahre (2006-2016), der fachspezifischen Datenbanken CINAHL, PUBMED, MEDLINE und WISE im Recherchezeitraum Januar-März 2016
- Inhaltliche Passfähigkeit sowie Tod von erwachsenen Patienten
- Veröffentlichung in englischer Sprache oder deutscher Sprache

---

[25] Die englische Übersetzung der deutschen Begriffe sowie deren Synonyme erfolgte mittels des Online Wörterbuches dict.cc. Die Auswahl der Ergebnisse beschränkte sich auf deren zweckmäßige Bedeutung.

Anlage 2: Interviewleitfaden Auszubildende

Vielen Dank, dass Sie sich Zeit für das Interview nehmen. Mein Anliegen ist es, das Erleben von Sterben und Tod in der praktischen Ausbildung von Gesundheits-und KrankenpflegerInnen zu untersuchen, um mögliche Handlungsempfehlungen für die Ausbildung abzuleiten. Dabei interessieren mich besonders die bisherigen Erfahrungen der Auszubildenden, deshalb freue ich mich über Ihre Teilnahme am Interview. Zeitlich gibt es keine Begrenzung. Sie können gern alles sagen, was Ihnen zu den Fragen einfällt. Ich würde es schön finden, wenn Sie auch Ihre persönlichen Erlebnisse mit einbringen. Alles was sie mir erzählen wird anonymisiert, zudem können Sie das Interview jederzeit abbrechen.

Einstieg	Versorgung des Leichnams	Kontakt zu Angehörigen Sterbender/ Verstorbener
Erzählen Sie doch mal, wann Sie bisher mit dem Thema Sterben und Tod konfrontiert wurden?	Wie haben Sie die Versorgung des Leichnams erlebt?	Wie war der Umgang mit den Angehörigen, können Sie mir dazu eine Situation erzählen?
∧ private Vorerfahrungen ∧ Wie viele Tote in der Ausbildung? ∧ theoret. Grundlagen Lernort Schule	∧ Gefühle ∧ Kommunikation ∧ Anleitung ∧ Rituale	∧ Einbezug / Vermeidung ∧ Kommunikation ∧ Umgang
Erleben von Sterben und Tod von Patienten	**Umgang mit der Situation**	**Abschluss**
Wenn Sie sich an Ihren ersten sterbenden Patienten erinnern, wie war das für Sie?	Wie sind Sie mit der Situation umgegangen?	Abschließen möchte ich mit der Frage, was Sie sich für Unterstützung beim Umgang mit Sterbenden/Toten in der Ausbildung wünschen?
∧ Alter, Beziehung Pat., Art des Todes ∧ Vorbereitung ∧ Wie sah Betreuung/Unterstützung durch Praxisanleiter/Pflegende aus ∧ Was war besonders hilfreich/ belastend?	∧ Kommunikation (mit wem?) ∧ Gefühle ∧ Verdrängung, Vermeidung ∧ Aktivitäten ∧ Hilfestellungen	∧ theoretische Ausbildung (Zeitpunkt, Inhalte) ∧ praktische Anleitung
Können Sie sich noch an andere Erlebnisse mit Sterbenden erinnern?		Gibt es sonst noch etwas was, was Sie auf dem Herzen haben?

Anlage 3: Interviewleitfaden Praxisanleiter

Vielen Dank, dass Sie sich Zeit für das Interview nehmen. Mein Anliegen ist es, das Erleben von Sterben und Tod in der praktischen Ausbildung von Gesundheits-und KrankenpflegerInnen zu untersuchen, um mögliche Handlungsempfehlungen für die Ausbildung abzuleiten. Dabei interessieren mich besonders die bisherigen Erfahrungen der Praxisanleiter, deshalb freue ich mich über Ihre Teilnahme am Interview. Zeitlich gibt es keine Begrenzung. Sie können gern alles sagen, was Ihnen zu den Fragen einfällt. Ich würde es schön finden, wenn Sie auch Ihre persönlichen Erlebnisse mit einbringen. Alles was sie mir erzählen wird anonymisiert, zudem können Sie das Interview jederzeit abbrechen.

Einstieg
Wie beurteilen Sie persönlich den Einsatz von Auszubildenden auf einer Palliativstation, erzählen Sie doch mal?

Λ Voraussetzungen
Λ Ausbildungsjahr
Λ theoret. Grundlagen

SchülerInnenerleben von Sterben und Tod eines Patienten
Wenn Sie an die Auszubildenden denken, die Sie bisher auf Ihrer Station als PraxisanleiterIn betreut haben, wie haben Sie deren Umgang mit Sterbenden erlebt? Können Sie sich an einen bestimmten Fall erinnern?

Λ Beziehung Patient
Λ Ängste/Berührungsängste
Λ Vermeidung/Verdrängung
Λ Was war besonders hilfreich/ belastend?

Versorgung des Leichnams
Als Sie das letzte Mal einen Toten zusammen mit einem Schüler versorgt haben, wie haben Sie die Versorgung des Leichnams erlebt? Können Sie eine Situation beschreiben?

Λ Kommunikation
Λ Vorgehen (Vorbereitung, Anleitung, Dokumentation, Nachbesprechung)
Λ Rituale

Umgang mit der Situation
Wie sind die Auszubildenden mit der Situation umgegangen?

Λ Gefühle? Weinen? Gesprächsbedarf?
Λ Reaktionen
Λ Trauer
Λ Aktivitäten
Λ Unterstützung
Λ Hilfestellungen

Kontakt zu Angehörigen Sterbender/ Verstorbener
Wie erleben Sie den Umgang der SchülerInnen mit den Angehörigen der Sterbenden? Können Sie sich da an eine Situation erinnern?

Λ Kommunikation
Λ Einbezug/Vermeidung

Abschluss
Abschließen möchte ich mit der Frage, welche Unterstützung Sie sich für die SchülerInnen beim Umgang mit Sterbenden/Toten in der Ausbildung wünschen?

Λ theoretische/praktische Ausbildung
Λ Rahmenbedingungen, Supervision

Gibt es noch etwas, was Sie Ihnen auf dem Herzen liegt?

Anlage 4: Einverständniserklärung

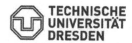

TECHNISCHE
UNIVERSITÄT
DRESDEN

Einverständniserklärung
zur Erhebung und Verarbeitung personenbezogener Interviewdaten

Name:

Hiermit erkläre ich mich dazu bereit, im Rahmen der Masterarbeit von Frau Janine Müller an einem Interview teilzunehmen. Ich wurde über das Ziel und den Verlauf des Forschungsprojekts informiert. Ich kann das Interview jederzeit abbrechen und meine Einwilligung in eine Aufzeichnung und Niederschrift des Interviews jederzeit zurückziehen, ohne dass mir dadurch irgendwelche Nachteile entstehen.

Ich bin damit einverstanden, dass das Interview mit einem Aufnahmegerät aufgezeichnet und in Schriftform gebracht wird. Für die weitere wissenschaftliche Auswertung des Interviewtextes werden alle Angaben zu meiner Person aus dem Text entfernt und/oder anonymisiert. Mir wird außerdem versichert, dass das Interview in wissenschaftlichen Veröffentlichungen nur in Ausschnitten zitiert wird, um gegenüber Dritten sicherzustellen, dass der in den Interviews mit meinen Erzählungen entstehende Gesamtzusammenhang von Ereignissen mich nicht als Person erkennbar macht. Personenbezogene Kontaktdaten werden von Interviewdaten getrennt für Dritte unzugänglich gespeichert. Nach der Beendigung des Forschungsprojekts werden meine Kontaktdaten automatisch gelöscht.

_____   _____

Ort, Datum   Unterschrift

Anlage 5: Soziodemographischer Fragebogen Auszubildende

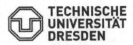
TECHNISCHE
UNIVERSITÄT
DRESDEN

Soziodemographischer Fragebogen - Auszubildende

1.　Geschlecht　　　O weiblich　　　　　O männlich

2.　Geburtsdatum　　_____ (xx.xx.xxxx)

3.　Familienstand

　　O ledig　　O verheiratet　　O Lebensgemeinschaft

　　O getrennt　　O geschieden　　O verwitwet

4.　Religionszugehörigkeit

　　O röm.-kath.　　O evang.　　O islam.　　O buddhist.

　　O jüd.　　O keine　　O andere, _____

5.　Ausbildungsjahr

　　O I.　　O II.　　O III.

6.　Berufliche Vorerfahrungen

　　O　nein
　　O　ja
　　O　Praktika
　　O　andere Ausbildung, wenn ja welche _____
　　O　Sonstige

Anlage 6: Soziodemographischer Fragebogen PraxisanleiterInnen

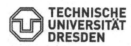

TECHNISCHE
UNIVERSITÄT
DRESDEN

Soziodemographischer Fragebogen- PraxisanleiterInnen

1.   Geschlecht   O weiblich   O männlich

2.   Geburtsdatum   _____ (xx.xx.xxxx)

3.   Familienstand

O ledig   O verheiratet   O Lebensgemeinschaft

O getrennt   O geschieden   O verwitwet

4.   Religionszugehörigkeit

O röm.-kath.   O evang.   O islam.   O buddhist.

O jüd.   O keine   O andere, _____

5.   Berufstätigkeit als Gesundheits- und KrankenpflegerIn

O < 1 Jahr   O 1-3 Jahre   O 4-6 Jahre   O 7-10 Jahre O > 10 Jahre

6.   Berufserfahrung als PraxisanleiterIn

O < 1 Jahr   O 1-3 Jahre   O 4-6 Jahre   O 7-10 Jahre O > 10 Jahre

Anlage 7: Postskriptum

POSTSKRIPTUM

Code:

Name des Interviewten:		Datum:
Ort:		Raum:
Beginn des Interviews:	Ende des Interviews:	Dauer:

Interviewsituation:	
Besondere Vorkommnisse:	
Gespräche vor dem Ein-schalten des Aufnahmegerä-tes:	
Gespräche nach dem Ausschalten des Aufnahmegerätes:	
Verhalten von Interviewer:	
Verhalten von Interviewpartner:	

Anlage 8: Transkriptionsregeln in Anlehnung an Kuckartz et al. (2008)

1. Es wird wörtlich transkribiert, also nicht lautsprachlich oder zusammenfassend. Vorhandene Dialekte werden nicht transkribiert.

2. Die Sprache und Interpunktion wird leicht geglättet, d.h. an das Schriftdeutsch angenähert.

3. Alle Angaben, die einen Rückschluss auf befragte Personen erlauben, werden anonymisiert.

4. Deutlich, längere Pausen werden durch Auslassungspunkte (...) markiert.

5. Besonders betonte Begriffe werden durch Unterstreichung gekennzeichnet.

6. Zustimmende bzw. bestätigende Lautäußerungen (Mhm, Aha etc.) der Interviewer werden nicht transkribiert.

7. Einwürfe der jeweils anderen Person werden in Klammern gesetzt.

8. Lautäußerungen der befragten Person, die die Aussage unterstützen oder verdeutlichen (Lachen, Seufzen etc.), werden in Klammern gesetzt.

9. Absätze der interviewenden Person werden durch eindeutige Kürzel gekennzeichnet

10. Jeder Sprecherwechsel wird durch eine Leerzeile zwischen den Sprechern verdeutlicht.

Ergänzung:

11. Wort- und Satzabbrüche werden geglättet bzw. ausgelassen, Wortdoppelungen nur erfasst, wenn sie als Stilmittel zur Betonung genutzt werden. „Ganze" Halbsätze, denen nur die Vollendung fehlt, werden erfasst und mit dem Abbruchzeichen / gekennzeichnet.

(Kuckartz et al.2008, S. 27f.; Modifizierung: J.M)

Anlage 9: Transkriptionsausschnitt Auszubildende

Code: S2	Datum: 20.04.2016		Ort: Besprechungsraum/ Klinik
Dauer: 24:53 Min.	Beginn des Interviews: 14:57 Uhr		Ende des Interviews: 15:11 Uhr
Geschlecht: weiblich		Alter: 20 Jahre	
Familienstand: ledig		Religionszugehörigkeit: evangelisch	
Ausbildungsjahr: III		Berufliche Vorerfahrung: Praktika	

96   gut so privat und beruflich trennen. Ich weiß nicht wie, aber mir gelingt es ziemlich gut.
97   Ich hatte irgendwie schon so einen schlechten Tag und in der Nacht, als die Patientin
98   gestorben ist, das war für mich wirklich schwer. Da sind mir auch so die Tränen gleich
99   gekommen und da war ich auch dankbar, als dann gesagt wurde: „Ja, willst du lieber
100   jetzt auf dem Gang weiter machen und wir lassen dich hieraus und wir machen das
101   Zimmer." Aber trotzdem wurde halt nochmal /. Also ich hab da so ein bisschen, also ich
102   wollte das halt selbst nochmal. Ich wollte selbst nochmal zu der Patientin halt
103   hingehen. Also klar hat man sie noch so lebend gesehen, aber sich quälen halt
104   gesehen. Und ich wollte es für mich einfach nochmal so einen Abschluss, weil ich
105   wusste, dass es für mich das Beste ist, wenn ich sie so friedlich sehe. Wenn nochmal
106   alles schön ist und das ganze Medizinische drum herum halt weg ist. Und dann habe
107   ich halt gefragt, ob ich nochmal reingehen kann. Aber so richtig (..)/. Ich finde es wird
108   so ein bisschen verschwiegen, wie schwer es eigentlich wirklich ist und man merkt ja
109   auch den Schwestern an oder den Pflegern, dass es eben nicht spurlos an einem
110   vorbei geht und das es nicht so normal ist. Für wen das normal ist, da weiß ich nicht,
111   was die vertuschen wollen oder was die leugnen wollen damit. Also von der Betreuung,
112   weiß ich nicht, man setzt sich mal hin und redet darüber, was passiert ist. Das habe ich
113   nie erlebt. NIE. #00:10:24-4#

114   *Int.: Was war besonders belastend für Sie? #00:10:29-8#*

115   S2: Dieses das es einfach weiter geht, ohne das ein Wort verloren wird darüber. Das
116   ging halt einfach weiter. Ja wer wird wann angerufen. Also (...) man muss doch darüber
117   reden, also so einfach /. Es war halt eine Junge, ich finde 40 ist noch kein Alter. Es war
118   eine junge Patientin und wenn man da einfach sagt: „Ja wer muss angerufen werden
119   und die Kinder, ja?" Also ich fand das extrem schlimm. Also ich war froh. Ich war
120   wirklich froh, dass ich nicht im Frühdienst dann noch dableiben musste und das sehen
121   musste, wie die Angehörigen da leiden, weil mir hätte das einfach auch so leid getan
122   (..). In der Übergabe wurde halt gesagt: „Ja die Patientin hat es geschafft." Aber es
123   wurde halt (lacht) aufgeschrieben, dann und dann kommen die Angehörigen. Aber das
124   alle mal so kurz in sich gegangen sind und gesagt haben: „Ja es ist schlimm." Einfach
125   diese Relation. Natürlich ist es ein Schutz den man da aufbaut, aber ich denke
126   irgendwann fällt es jedem vor die Füße. Also mir hat das gefehlt, dass einfach nochmal
127   (..) jeder so auch seine Emotionen zeigen konnte. #00:11:44-8#

Anlage 10: Transkriptionsausschnitt Praxisanleiter

Code: P2	Datum: 15.04.2016	Ort: Privatwohnung/Wohnzimmer	
Dauer: 32:35 Min.	Beginn des Interviews: 17:06 Uhr	Ende des Interviews: 17:39 Uhr	
Geschlecht: männlich		Alter: 32 Jahre	
Familienstand: ledig		Religionszugehörigkeit: keine	
Berufserfahrung: 7- 10 Jahre		Berufserfahrung als Praxisanleiter: < 1 Jahr	

129 auseinanderzusetzen. Ich finde wenn man da so ein bisschen hinterfragt, da sind
130 unwahrscheinliche Ängste da, aber jetzt nicht im negativen Sinne. Ich finde es wichtig
131 ein Stück weit zu konfrontieren, um einfach zu gucken, wie reagiert derjenige, wie
132 kann man mit so einer emotionalen Situation, Grenzsituation umgehen. Ich setze das
133 aber nicht voraus, dass er das sozusagen umsetzt und jetzt sagt: „So jetzt muss ich
134 über meinen eigenen Tod nachdenken." Aber (...) ja. #00:10:59-1#

135 *Int.: Als Sie das letzte Mal einen Toten zusammen mit einem Schüler versorgt haben, wie*
136 *haben Sie da die Versorgung der Leiche erlebt mit dem Schüler zusammen? Können Sie da*
137 *eine Situation beschreiben? #00:11:11-2#*

138 P2:Das war sehr schön. Also ich mag das generell. Für mich ist das nichts Schlimmes
139 wenn jemand auf Station stirbt. Ganz im Gegenteil, wenn derjenige sich entscheidet bei
140 mir zu sterben, ist das für mich eher so ein Stück weit Anerkennung meiner Arbeit, weil
141 ich in dem Moment Bezugsperson geworden bin und derjenige fühlt sich in meiner
142 Umgebung sicher und lässt sozusagen diesen ganzen, diesen einzigartigen, intimen
143 Moment zu in meiner Anwesenheit zu sterben. Und insofern bin ich da sehr
144 aufgeschlossen, sehr empathisch der Situation gegenüber und versuche den Schüler
145 dann natürlich mit einzuladen und zu sagen, dass es wirklich ein ganz besonderer
146 Moment war. Dass jeder im Leben nur einmal stirbt und dass das einfach als Geschenk
147 angenommen werden sollte, diesen ganz intimen Moment zu teilen. So betone ich nicht
148 das Negative im Sinne von Endlichkeit und nie wieder am Leben teilnehmen sondern
149 einfach zu sagen: „Es ist eine Art Geschenk." Und kann denjenigen ein Stück weit mit
150 motivieren, mit begeistern einfach sehr empathisch in die Situation zu gehen und ich
151 nehme mir Zeit. Ich nehme mir da wirklich bewusst Zeit. Ich sage meinen Kollegen, ich
152 geh jetzt in diese Situation, um denjenigen sozusagen für die Verabschiedung
153 vorzubereiten und lade den Schüler automatisch immer mit ein, wenn sozusagen da
154 schon Kontakt zwischen Schüler und Patient vorlag. Einfach ob er diese Möglichkeit
155 wahrnehmen möchte, mit mir denjenigen zusammen aufzubahren und (...)/. Wir
156 sprechen ganz viel. Ich lade den Schüler eigentlich wirklich ein in der Zeit der
157 Aufbahrung wirklich über die Situation zu sprechen. „Mensch, wie hast du denjenigen
158 erlebt? Wie war denn das für dich? Gab es gute Situationen an die du dich gerne
159 zurückerinnern wirst?" Das wird bisher sehr gut angenommen. Einfach weil ich es
160 versuche nicht negativ und als schlechte Situation zu verkaufen, sondern das es eine
161 ganz normale Situation ist, wie halt eine Geburt eines Kindes dazugehört. Ich glaube
162 das hilft vielen (...) sich mit dieser besonderen Situation auch noch einmal
163 auseinanderzusetzen und einfach auch zu merken, dass es nichts Schlimmes ist
164 jemanden auch beim Tod zu begleiten. #00:13:19-9#

165 *Int.: Wie sind Sie da genau vorgegangen? #00:13:20-3#*

Anlage 11: Kategoriensystem Auszubildende

Hauptkategorie	Subkategorie	Ankerbeispiel
Kategorie 1: Ins kalte Wasser geworfen werden		„Weil man wird nicht darauf vorbereitet. Man wird halt dort hinein geworfen in eine Situation." (S2, Z. 46-47)
Kategorie 2: Einflussfaktoren auf das Erleben von Sterben und Tod	Subkategorie: Einflussfaktoren durch den Patienten	„Der Tod und das ist immer im Krankenhaus so ältere Patienten, schwerkranke Patienten, aber wenn es dann halt schon Kinder sind, die weiß ich nicht, noch gar nicht ihr Leben irgendwo richtig begonnen haben." (S2, Z. 36-39)
	Subkategorie: Individuelle Einflussfaktoren durch die Lernenden	„Ich hatte irgendwie schon so einen schlechten Tag und in der Nacht, als die Patientin gestorben ist, das war für mich wirklich schwer." (S2, Z- 97-98)
	Subkategorie: Rahmenbedingungen	„Gerade aber auch auf der Gynäkologie sind die so personell unterbesetzt, da musste ich diese ganzen Geburten einfach mitmachen. Da gab es dann auch gar nicht/ "Wir haben jetzt Personalmangel, da musst du jetzt einfach auch mit ran." (S1, Z. 198-200)
Kategorie 3: Postmortale Pflege	Subkategorie: Wahrnehmung des Leichnams	„Die sahen meistens so aus wie so Wachsfiguren." (S3, Z 114)
	Subkategorie: Zurechtmachen des Leichnams	„und dann haben wir das Zimmer ein bisschen schön aufgeräumt, nochmal gelüftet. Ein bisschen Sonne rein gelassen und ja haben der Patientin nochmal etwas Schönes angezogen. Ich glaube ein bisschen Blut war noch am Arm. Alles nochmal ein bisschen hübsch gemacht. Die Haare nochmal schön gekämmt. Genau und dann halt das Bett so ein bisschen in Schräglage /. Schön zugedeckt nochmal. Ein frischer Bezug. Ja eine schöne Bluse nochmal angezogen." (S4, Z. 90-96)
	Subkategorie: Ritualerleben	„[...] und dann ist sie auch eingeschlafen und dann haben wir auch das Fenster geöffnet, dass halt sozusagen die Seele

		raus kann." (S1, Z.46-47)
Kategorie 4: Extremsituationen	Subkategorie: Das Allerschlimmste	„Ja aber das Allerschlimmste waren eigentlich die ganzen Aborte die ich auf der Gynäkologie mit betreut habe." (S1,Z. 77-78)
	Subkategorie: Der Tote als Objekt	„Auf der Intensivstation fand ich das ganz schlimm. Weil es war, es war wie so ein Stück Fleisch." (S2, Z. 131-132)
Kategorie 5: Reaktionen auf Sterben und Tod	Subkategorie: Gefühle im Angesicht des Todes	„Deswegen ich wusste ja gar nicht, wie ich damit umgehen soll. Man hatte es ja auch jetzt noch nicht in der Schule behandelt und man ist halt erstmal total überfordert und so." (Z. 108-110)
	Subkategorie: Wegstecken	„Aber ich war jetzt nicht so, dass ich gesagt habe, ich bin da jetzt zusammengebrochen. Ich steck das eigentlich ganz gut weg. Ich lass das jetzt nicht so an mich rankommen." (S1, Z. 110-112).
	Subkategorie: Loswerden	„Man möchte es vielleicht in dem Moment loswerden. In dem Moment mit der Krankenschwester mit der man Dienst hat besprechen." (S2, Z. 66-68)
	Subkategorie: Mit nach Hause nehmen	„Also ich muss auch sagen ich sehe bis heute noch alle Toten auch so vor mir. Also ich habe mir die Gesichter auch einfach eingeprägt. Manchmal in einen stillen Moment da denkt man auch einfach daran. Man vergisst das nicht. Ich weiß noch genau wie jeder davon aussah. Also, (..) auch bei den älteren Damen in Pflegeheim man erinnert sich dann irgendwie daran und die anderen sind dann halt nicht mehr so, wo man sagt: "Wer war denn der Patient?". Das weiß man dann einfach nicht mehr." (S1, Z. 281-287)
	Subkategorie: Besondere Pflege	„Und die habe ich dann über eine ganz lange Zeit betreut. Das war auch irgendwie so (..) na fast schon so wie so eine Bezugspflege. Die hat sich auch nur von mir waschen lassen. Wir haben das alles so Stück für Stück dann, sag ich mal, wieder für sie schmackhaft gemacht." (S1, Z. 62-65)

116

Kategorie 6: Teamerleben	Subkategorie: Positive Vorbilder	„Ich war positiv von einer Schwester überrascht, die eigentlich immer sehr grob war, so im Umgang, so sehr herrisch. Und selbst sie hat in dem Moment genau die richtigen Worte gefunden und das habe ich sehr bewundert." (S2, Z. 198-201)
	Subkategorie: Desinteresse	„Das macht auch jede Schwester bisschen anders. Die eine juckt das überhaupt nicht. Da kann die Frau von der aus sieben Tage in dem Nest rumliegen. Hauptsache die macht mir keine Arbeit, so blöd wie es manchmal klingt, aber das hat man einfach." (S1, Z. 165-168)
	Subkategorie: Totschweigen	„Dieses, dass es einfach weitergeht, ohne das ein Wort verloren wird darüber. Das ging halt einfach weiter. Ja wer wird wann angerufen. Also (...) man muss doch darüber reden, also so einfach /." (S2, Z. 115-117)
	Subkategorie: Den Auszubildenden raushalten	„Also ich war ja auch noch im ersten Lehrjahr und ich glaube da wollten die mich noch ein bisschen schützen und da habe ich jetzt nicht so aktiv an der Waschung mit teilgenommen, sondern so eher im Drumherum, so aufräumen und es ein bisschen hübsch machen." (S3, Z. 125-128)
Kategorie 7: Angehörige betreuen	Subkategorie: Aus dem Weg gehen	„Man versucht da auch irgendwie das so ein bisschen zu umgehen muss ich sagen. Da geht man halt auch nicht gerne in das Zimmer rein, weil man weiß einfach nicht wie man helfen kann. Man ist dann irgendwie so hilflos. Das ist am Schlimmsten finde ich."
	Subkategorie: Mitleiden	„Also ich war froh. Ich war wirklich froh, dass ich nicht im Frühdienst dann noch dableiben musste und das sehen musste, wie die Angehörigen da leiden, weil mir hätte das einfach auch so leidgetan (..)." (S2, Z. 119-122)
	Subkategorie: Zutrauen	„Aber wenn man weiß ich nicht, so einen Draht zum Angehörigen hat, dann ist es es egal ob jemand Arzt oder Schüler ist und wer mit demjenigen dann in den Raum geht zu dem Angehörigen und nochmal redet oder man halt ein kleines

		Wort sagt. Ich kann sagen und ich konnte sagen, die haben sich nicht gequält. Diese ganz kleinen Dinge, die einem manchmal gar nicht bewusst sind, also finde das kann man auch als Schüler super machen." (S2, 217-222)
Kategorie 8: Zukunftswünsche	Subkategorie: Theoretische Ausbildung	„[...]dass es ein bisschen eher auch in der Schule aufgearbeitet wird und (...) so ein bisschen Sterbebegleitung. Wie ich Patienten sag ich mal in ihren Emotionen ein bisschen unterstützen kann, wenn er weint oder (..) Angehörige ein bisschen beschwichtigen. Was naja gut, wie es in Zukunft vielleicht auch aussieht. Vielleicht einfach noch so ein bisschen Umgang. Das wäre schon nicht schlecht. (S4, Z. 133-138)
	Subkategorie: Praktische Ausbildung	„Einfach dieses Gespräch, was man davor führt, vorbereitend und bevor man wieder in den Raum geht, dass man halt nochmal abklärt, ob das okay ist und danach halt auch nochmal redet, wie man es empfunden hat." (S2, Z. 236-238)

Anlage 12: Kategoriensystem PraxisanleiterInnen

Hauptkategorie	Subkategorie	Ankerbeispiel
Kategorie 1: Palliativstation als geschützter Lernort	Subkategorie: Zugangsvoraussetzungen der Lernenden	„Naja, an Voraussetzungen also ganz wichtig ist Einfühlungsvermögen, also das man vom Charakter her sehr menschlich ist sozusagen, sich auch in die Patienten sehr gut reinfühlen kann. Nicht sozusagen irgendwas da abtut und (..) einfach husch husch weitermacht, sondern sich da richtig auf das Menschliche bezieht und auf die Patienten eingeht und (..) ja lieb zu denen ist." (P3, Z. 25-29)
	Subkategorie: Sterben und Tod als besonderen Moment erfahren	„Und dann erleben die jetzt hier die Situation, dass man das anders machen kann. Das ja nicht nur ableben fertig ist, sondern auch noch sehr viel drum rum ja passiert, dann ist das für die denke ich mal auch so ein Aha-Effekt, was die vielleicht und das hoffe ich auch für ihr eigenes Leben dann später einfach mal mitnehmen können (..) oder könnten. Verwerten können oder auch einfach als Ideen mal weitergeben können." (P4, Z. 265-270)
Kategorie 2: Herausforderungen im Umgang mit dem Schüler	Subkategorie: Der unerfahrene Schüler	„Ich sehe da echt Probleme, wenn jemand wirklich unerfahren im ersten Ausbildungsjahr zu uns kommt. Denjenigen in der Grundkrankenpflege gezielt anzuleiten und ihn noch in seinen Emotionen mitzunehmen, aufzufangen und behutsam mit dieser Sterbesituation zu konfrontieren. Das ist für mich eine extrem schwere Arbeit, weil ich das beides nicht erfüllen kann und ich nicht weiß, was Hauptaufgabe ist eines Schülers der unerfahren auf Palliativstation kommt." (P2, Z. 53-58)
	Subkategorie: Der vorbelastete Schüler	„Es ist jetzt eine aktuelle Situation, dass ich eine Schülerin im zweiten Ausbildungsjahr begleite mit der maßgeblichen Zielstellung Sicherung der Grundkrankenpflege und

		Behandlungspflege. Ich aber einfach merke, aufgrund dessen das ihr Opa jetzt erst vor kurzen gestorben ist sie unwahrscheinlich emotional befangen ist und sie ist so gehemmt, dass sie einfach schirrweg in allen Sachen Probleme hat. Also Probleme in der Organisation der Grundkrankenpflege, das räumliche Vorbereiten, Patientenvorbereitungen. Dass das nicht eingehalten wird. Das schlichtweg mit dem Menschen einfach nicht gesprochen wird (..) und Menschen die im Sterben liegen einfach ja wieder diese Erinnerungen wieder hochgeholt werden an den Tod des Großvaters. Und sie halt unwahrscheinlich viel weint und wirklich emotional relativ häufig schon mittlerweile eingebrochen ist." (P2, Z. 87-98)
	Subkategorie: Die Reißleine ziehen	„Das haben wir auch und da müssen wir aber so ein Stück weit die Reißleine ziehen und einfach drum bitten, dass es dann einfach für den Moment noch nicht funktioniert". (P2, Z. 83-85)
Kategorie 3: Postmortale Pflege	Subkategorie: Vorbereitung	„Naja ich tue eben halt erstmal auch vor dem Zimmer schon mal erklären. Also bevor wir das wirklich durchführen würde ich jedem erstmal erklären oder erklär ich eben halt erstmal, was wir jetzt vorhaben und was wir machen und wie wir das machen und dann würden wir halt in die Situation reingehen und das machen und dann erklär ich eben aber auch nochmal jeden Ablauf. (P3, Z. 124-128)
	Subkategorie: Zurechtmachen des Leichnams	„Ja und dann ist es eigentlich total unterschiedlich, wie die Verstorbenen versorgt werden. Wie gesagt der Standard ist da, aber das WIE wird auch von jeder Krankenschwester oder von jedem Krankenpfleger sicher ein bisschen anders gemacht." (P4. Z. 149-152)

	Subkategorie: Ritualerleben	„Der Schüler darf mir in der Regel auch die Kleidung aussuchen und zu sagen: „Mensch geh doch mal an den Schrank und guck mal was es für Kleidung gibt." Dass er sozusagen wirklich mit eingeladen wird, da auch Teil dieser Verabschiedung zu sein." (P2, Z. 191-194)
	Subkategorie: Nach der Leichentoilette	„[...] in der Regel bin ich immer so ein bisschen einer der dann sagt: „Ich geh jetzt raus." und überlasse meistens den Schüler zusagen gut er nimmt nochmal zwei, drei Minuten für sich Abschied oder er kommt gleich mit hinterher." (P2, Z. 196-199)
Kategorie 4: Sterben und Tod als subjektive Belastung	Subkategorie: Ängste	„Ängste sich gezielt mit der Thematik also sich mit dem eigenen Tod auseinanderzusetzen. Ich finde wenn man da so ein bisschen hinterfragt, da sind unwahrscheinliche Ängste da." (P2, Z. 128-130)
	Subkategorie: Barriere	„Wie gesagt die Reaktion eher so (..) ich bin dann mal weg oder ich suche mir was Anderes. Ich suche mir dann plötzlich mal Nebenarbeiten. Ich muss ja nicht mit hin. Das ist jetzt meine Eingebung, dass der Schüler das so gedacht hat, ob es so war weiß ich nicht, aber die wollen das erstmal nicht." (P4, Z. 279-282)
	Subkategorie: Versteinert sein	„Ja (..) und was mich total beeindruckt hatte, dass dieser Schüler null Mimik, Gestik noch irgendwas gesagt hatte. Also er war wie versteinert." (P4, Z. 104-106)
	Subkategorie: Emotionaler Zusammenbruch	„Es gibt sehr Emotionale, die wirklich/. Das erlebe ich aber wirklich wenig, dass wirklich viele unwahrscheinlich emotional reagieren und weinen und dann mit der Bearbeitung des Themas unwahrscheinlich Schwierigkeiten haben." (P2, Z. 270-273)

Kategorie 5: Angehörige betreuen	Subkategorie: Nicht herantrauen	„Und die meisten Schüler die trauen sich da eigentlich gar nicht an Angehörige ran. Das ist eher selten." (P3, Z. 227-228)
	Subkategorie: Gesteigerte Schwierigkeitsstufe	„Ich denke die bearbeiten das Thema Sterben und Tod ganz intensiv, weil die damit unwahrscheinlich konfrontiert sind und das macht es schwieriger zu sagen jetzt einen Schritt weiter zu gehen und jetzt begleite ich Menschen, die genau in derselben Situation stecken, in der ich jetzt eigentlich auch gerade stecke, nämlich mit dem Tod konfrontiert zu sein."(P2, Z. 323-327)
	Subkategorie: Integrationsschwierigkeiten im pflegerischen Alltag	„Das eben oftmals diese anderen Stationseinsätze, die Schüler oftmals auch zurückgehalten werden, von diesen angespannten Situationen, auch mit den Angehörigen." (P1, Z. 296-298)
Kategorie 6: Rollenverständnis der PraxisanleiterInnen	Subkategorie: LernbegleiterInnen	„Da versuche ich immer, das gelingt mir nicht immer, aber ich versuche mich dann eher so als Assistent darzustellen. Also ich versuche schon so ein bisschen das der Schüler, je nachdem wie intensiv er in der Begleitung involviert ist und er schon für sich so das Zepter in der Hand nimmt zu sagen: „Das könnte man ja mal so und so machen oder so und so.". Das ich dann einfach nur da bin als Stütze und denjenigen so ein bisschen einlade einfach selbst kreativ zu werden." (P2, Z. 238-243)
	Subkategorie: Vorbilder	„Weil wenn die das in ihrer Ausbildung komplett so lernen, dass die halt (..) ja dann irgendwie angeblafft werden: „Ja das ist halt so." Dann machen die das ja auch dann später mal so (lacht), was ja auch nicht optimal ist." (P3, Z. 241-243)
	Subkategorie: Mit dem Tod konfrontieren	„Ich finde es wichtig ein Stück weit zu konfrontieren, um einfach zu gucken, wie reagiert derjenige, wie kann man mit so einer emotionalen Situation, Grenzsituation umgehen. Ich setze das aber nicht voraus, dass er das sozusagen umsetzt und

		jetzt sagt: „So jetzt muss ich über meinen eigenen Tod nachdenken."" (P2, Z. 130-134)